超声内镜实用手册

著 （日）和也 赤星（Kazuya Akahoshi）
（印）阿莫尔·巴帕耶（Amol Bapaye）

译 杨俊文

校 刘小伟

辽宁科学技术出版社
·沈 阳·

First published in English under the title
Practical Handbook of Endoscopic Ultrasonography
edited by Kazuya Akahoshi and Amol Bapaye
Copyright © Springer Japan, 2012
This edition has been translated and published under licence from
Springer Japan KK, part of Springer Nature.

© 2020 辽宁科学技术出版社
著作权合同登记号：第06–2019–45号。

图书在版编目（CIP）数据

超声内镜实用手册/（日）和也 赤星（Kazuya Akahoshi），
（印）阿莫尔·巴帕耶（Amol Bapaye）著；杨俊文译 . — 沈阳：
辽宁科学技术出版社，2020.5
ISBN 978–7–5591–1350–4

Ⅰ . ①超… Ⅱ . ①和… ②阿… ③杨… Ⅲ . ①内
窥镜检－超声波诊断－手册 Ⅳ . ① R445.1–62

中国版本图书馆 CIP 数据核字（2019）第 245667 号

出版发行：辽宁科学技术出版社
　　　　　（地址：沈阳市和平区十一纬路25号　邮编：110003）
印 刷 者：辽宁新华印务有限公司
经 销 者：各地新华书店
幅面尺寸：143 mm × 210 mm
印　　张：9.75
字　　数：220 千字
出版时间：2020 年 5 月第 1 版
印刷时间：2020 年 5 月第 1 次印刷
责任编辑：郭敬斌
封面设计：顾　娜
版式设计：袁　舒
责任校对：黄跃成　王春茹

书　　号：ISBN 978–7–5591–1350–4
定　　价：178.00元

编辑电话：024–23284363　13840404767
E–mail：guojingbin@126.com
邮购热线：024–23284502
http://www.lnkj.com.cn

译者简介

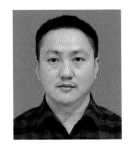

杨俊文，中南大学湘雅医院主治医师，长期从事消化内科临床工作，中南大学肝胆胰微创医学研究所学术委员会委员，中华医师学会消化内镜分会青年委员，中华医师学会超声内镜分会青年委员。擅长超声内镜、内镜逆行胰胆管造影等操作及相应微创治疗。

前言

　　超声内镜从 20 世纪 80 年代一项可疑而模糊的临床检查应用发展成为如今具有介入治疗能力的独特内镜技术。新入此行的内镜学者深感兴趣，对该门内镜技术进行学习。

　　超声内镜技术培训传统上被认为极具挑战性。掌握这些黑、白、灰影像技术并进行合理解读无疑是一门晦涩的"艺术"；然而，它也不像看起来那么难。通过循序渐进地学习，每一个内镜学者都有可能掌握这一技术。为了达成这一目的，一本简明扼要、通俗易懂、图示充分、逐步深入的工具书是必要的。不同疾病的内镜超声表现需用图示详尽说明；冗长的文献复习虽然重要，但可能让初学者望而却步。环扫和线扫技术需要分开进行讨论和阐述。

　　将这本独特的工具书——《超声内镜实用手册》呈现给广大读者是非常令人高兴的。在关于内镜的工具书中，这是一本非常简便的参考手册，但却包含所有有关超声内镜操作、影像解读、诊断达成的信息内容，是技术与文献复习的良好结合。不同的截面可帮助读者快速查阅到感兴趣的章节。每一章节的开始均有对技术细节的详尽描述。通过高清 SU-7000 和 SU-8000 电子超声内镜处理器（Fujifilm 公司，日本）提供的高清超声内镜图片以及线图，对相关病症进行详尽的阐述。通过有代表性的超声内镜图片、显著的鉴别特征、翔实的文献复习，用统一的模式对重要的疾病进行逐点讨论。将环扫和线扫超声内镜分开进行讨论，为读者提供许多相对简易的学习解读两种图像的机会。

　　介入超声内镜部分介绍高级的介入和治疗手术。这一技术通过易于理解的逐步说明方式和图示说明方式进行描述，讨论了其潜在的并发症、避免并发症的方法，并附有简短的文献参考。同时，对术中特殊的技巧进行了强调以提高成功率，否则可能使手术具有挑战性。

超声内镜学者可能会发现这本书具有不同的用途。本书丰富的图片、线图以及详尽的描述为初学者提供逐步学习方式学习超声内镜技术；而对于技术成熟的超声内镜学者，本书可作为超声内镜操作时的参考工具书，用于对不同疾病的鉴别诊断。

如果没有许多个人和机构的支持、指导和帮助，要完成本书的撰写与编辑几乎是不可能完成的庞大任务。最重要的是本书贡献作者和合作作者 Drs. R P Wadhwa、Vijayshri Pethe–Bhide、Adavay Aher、Masaru Kubokawa 以及 Masafumi Oya，他们的学识丰富了本书的许多章节。如果没有 Fujifilm 日本公司及其职员 Katsuyta Kikuchi、Kaoru Watanabe、Masaki Yamada、Eko Purwanto、Toshizumi Tanaka，Fujifilm 公司印度代理 Mitra Medical Services 及其职员 Nitin Mahajan 和 Jaideep Dutta 的持续而慷慨的支持，本书将难以出版。我们感谢 Springer 日本出版团队为本书出版付出的努力。Drs.M.Y.Bapaye 和 Shirish Bhave 提供了信息输入帮助和辅助编辑。Deenanath Mangeshkar 和 Iizuka 医院内镜中心的职员们提供了管理和技术支持。特别感谢 Shivangi Dorwat、Pooja Shrivastava、Yukiko Horiuchi、Shinichi Tamura 提供的持续、不知疲倦的秘书工作和辅助研究。我们感谢我们的妻子和孩子们，Dr. Charulata Bapaye、Jay 和 Harsh、Akiko Akahoshi、Kazuaki、Haruna、Hikaru，他们给予了我们持续的支持和理解。最后，如果没有无数病患对超声内镜的理解与支持，本书的文字和图像将不复存在，在此一并表示感谢。

撰写这一独特手册是一段令人兴奋且增长见识的经历。但愿本书对读者有用且能带来阅读的愉悦，也祝愿我们的读者在他们的超声内镜之路上一切顺利。

Kazuya Akahoshi

Amol Bapaye

鸣谢

Advay Aher *(第 8 ~ 13, 15, 16, 18, 19, 21 章)*

Department of Digestive Disease and Endoscopy, Deenanath Mangeshkar Hospital and Research Center, Erandwane, Pune 411004, Maharashtra, India

Kazuya Akahoshi *(第 1 ~ 7, 17 章)*

Department of Gastroenterology, Aso Iizuka Hospital, Yoshiomachi 3–83, Iizuka city, Fukuoka 820–8505, Japan

Amol Bapaye *(第 8 ~ 16, 18, 20, 21 章)*

Department of Diseases and Endoscopy, Deenanath Mangeshkar Hospital and Research Center, Erandwane, Pune 411004, Maharashtra, India

Masaru kubokawa *(第 2 章)*

Department of Gastroenterology, Aso Iizuka Hospital, Yoshiomachi 3–83, Iizuka city, Fukuoka 820–8505, Japan

Masafumi Oya *(第 17 章)*

Department of Pathology, Aso Iizuka Hospital, Yoshiomachi 3-83, Iizuka city, Fukuoka 820-8505, Japan

Vijayshri Pethe-Bhide *(第 14 章)*

Department of Pathology, Deenanath Mangeshkar Hospital and Research Center, Erandwane, Pune 411004, Maharashtra, India

Rajkumar Wadhwa *(第 20 章)*

Department of Gastroenterology, Vikram Jyoth-Center for Advanced GI and Hepato-biliary Sciences, 2909 Temple Road, V. V. Moholla, Mysore, Karnataka, India

目录

第六部分　超声内镜介入治疗

第一部分

仪器

仪器 1

Kazuya Akahoshi

1.1　专用超声内镜

　　标准超声内镜使用与镜身垂直扫描的环扫超声成像。环扫超声成像与 CT 扫描类似，具有 360° 全周视野，便于操作，常用于诊断和肿瘤分期。凸阵超声内镜在前斜式内镜头端安装有换能器，其成像平面与内镜插入方向平行。可用于介入操作是凸阵超声内镜的显著优势，在各种临床诊疗工作中能为细针穿刺活检和 / 或注射确定路径方向是其非常有用的特征。

　　EG-530UR2 环扫电子超声内镜（Fujifilm 公司，日本东京）具有 360° 环扫超声成像，前视光学视野（视角 140°），数字化镜端直径 11.4 mm，2.2 mm 活检钳孔径，工作长度 1.254 m，上、下、左、右角度偏转分别为 180°、90°、100°、100°（图 1.1，表 1.1）。EG-530UT 凸阵超声内镜（Fujifilm 公司，日本东京）具有 110° 凸阵超声成像，前斜式光学视野（视角 140°），数字化镜端直径 13.9 mm，3.8 mm 活

K. Akahoshi
Department of Gastroenterology，Aso Iizuka Hospital，
Yoshiomachi 3-83，Iizuka city，Fukuoka 820-8505，Japan
e-mail：kakahoshi2@aol.com

K. Akahoshi，A. Bapaye（eds.），*Practical Handbook of Endoscopic Ultrasonography*，
DOI 10.1007/978-4-431-54014-4_1，© Springer 2012

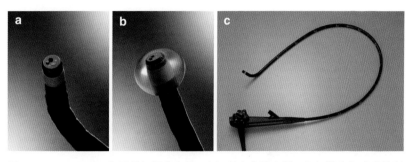

图 1.1　EG-530UR2 电子环扫超声内镜。（**a**）超声内镜末端；（**b**）带充气球囊的超声内镜末端；（**c**）整体外观

表 1.1　EG-530UR2/EG-530UT2 超声内镜特征

	EG-530UR2	EG-530UT2
内镜功能		
光学		
视野	140°	140°
观察角度	40°	0°
检查范围	3 ~ 100 mm	3 ~ 100 mm
插入部分		
末端直径	11.4 mm	13.9 mm
柔性部分直径	11.5 mm	12.1 mm
工作长度	1 250 mm	1 250 mm
全长	1 550 mm	1 550 mm
活检钳道		
钳道直径	2.2 mm	3.8 mm
抬钳器	无	有
弯曲部分		
上/下/左/右	180° /90° /100° /100°	160° /160° /120° /120°
超声功能		
扫描模式	彩色多普勒，能量多普勒，脉冲波，B 模式，M 模式	彩色多普勒，能量多普勒，脉冲波，B 模式，M 模式
扫描方法	电子环扫	电子凸阵扫描
扫描角度	360°	110°（SU-7000） 124°（SU-8000）
频率	5/7.5/10/12 MHz	5/7.5/10/12 MHz

检钳孔径，工作长度 1.254 m，上、下、左、右角度偏转分别为 160°、160°、120°、120°（图 1.2，表 1.1）。这两款超声内镜换能器能在 5、7.5、10、12 MHz 扫描频率中进行切换，且具有彩色和能量多

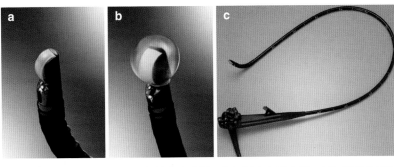

图 1.2 EG–530UT2 电子凸阵扫描超声内镜。（**a**）超声内镜末端；（**b**）带充气球囊的超声内镜末端；（**c**）整体外观

图 1.3 SU–8000 超声处理器

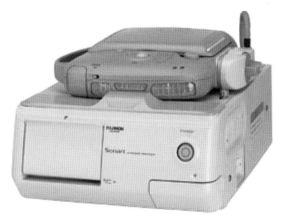

表 1.2 SU–7000/SU–8000 超声处理器特征

	SU–7000	SU–8000
外观尺寸	400 mm × 260 mm × 465 mm	375 mm × 215 mm × 445 mm
质量	28 kg	12.5 kg
适配探头类型	凸阵 / 环扫	凸阵 / 环扫
显示方式	B 模式 / 组织谐波成像 / 能量多普勒 / 彩色多普勒 /PW 多普勒 /M 模式	B 模式 / 组织谐波成像 / 能量多普勒 / 彩色多普勒 /PW 多普勒 /M 模式
显示范围	2 ~ 14 cm	1.5 ~ 12 cm
频率	5/7.5/10/12 MHz	5/7.5/10/12 MHz

普勒成像能力。其将 Fujifilm 4400 型内镜主机和 SU–7000 或 SU–8000 超声处理器（图 1.3，表 1.2）置于同一系统车（图 1.4），可优化有限的空间，同时完成内镜和超声成像检查。这套系统可方便地在内镜室、

图 1.4   一体式推车包括 Fujifilm 4400 型内镜
系统和 SU–8000 超声系统

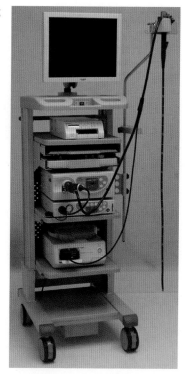

放射室、急诊室、手术室等地方完成超声内镜的诊断与介入操作手术。
通过镜端安装充水气囊或消化管腔注满水的方式完成声学耦合。

　　相较于传统的侧斜式超声内镜，EG-530UR2 电子超声内镜具有前视
视野，使内镜的插入与推进更方便。另外，该款内镜头端较小的弯曲半
径可进入以前不能进入的部位进行观察。因此，EG-530UR2 可用于日常
的食道胃十二指肠镜检查（图 1.5）。也就是说，在不更换内镜的情况下，
可同步完成普通内镜和超声内镜的检查，减少了患者的内镜检查次数。

　　尽管 EG-530UT2 凸阵超声内镜是侧斜视野，但由于其视角宽达
140°，在其视角范围内有 40° 为前视视野，故可获得较好的直视图
像。EG-530UT2 能容易且安全地插入乙状结肠，因而能使操作者顺利
地进行乙状结肠的超声内镜引导下细针穿刺活检术（EUS-FNA）操作
（图 1.6）。

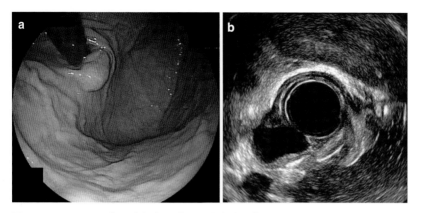

图 1.5 EG–530UR2 扫查贲门部黏膜下肿瘤内镜图像和 SU–8000 超声内镜图像。(**a**) 贲门部黏膜下肿瘤的反转图像；(**b**) 超声内镜显示来源于固有肌层的低回声实性肿瘤

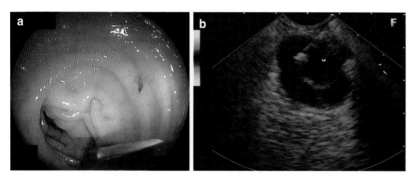

图 1.6 EG–530UT2 乙状结肠 EUS–FNA。(**a**) 乙状结肠的内镜图像；(**b**) EUS–FNA 穿刺时腹腔内肿块的超声内镜图像

1.2 插管式超声探头

插管式超声探头（超声探头系统 SP702，Fujifilm 公司，日本东京）能通过标准内镜的工作孔道插入，其工作频率包括 12、15、20 以及 25 MHz，在距换能器 0.5～2 cm 范围内能形成组织结构的清晰影像（图 1.7、图 1.8）。插管式超声探头尤其适用于胃肠壁层次的检查。另外，相较于专用的超声内镜，内镜医生通过标准内镜工作孔道插入超声探头的检查相对容易，可方便地进行常规检查。在不更换内镜的情况下，

图 1.7　Fujifilm 公司 SP702 超声探头系统整体观

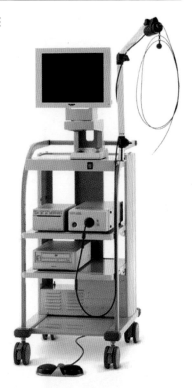

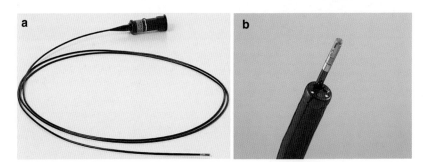

图 1.8　插管式超声探头（Fujifilm P2615–M）。（**a**）整体观；（**b**）探头末端

内镜和超声检查可同步完成，减少了患者的检查次数。在专用超声内镜不能通过的狭窄部位，可利用插管式超声探头越过狭窄部位进行消化管腔扫查。

图 1.9　前置式超声探头的整体观

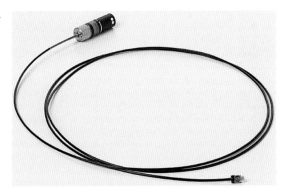

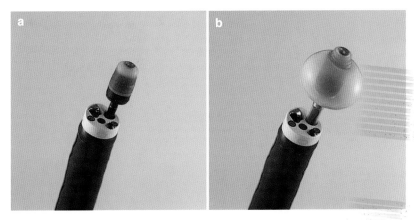

图 1.10　前置式超声探头可通过标准内镜的附属钳道逆行插入。(**a**) 不带气囊；(**b**) 带充盈气囊

1.3　前置式超声探头

　　高频超声探头的影像质量明显受制于病变的大小或累及宽度。为了解决微探头使用过程中的这些问题，笔者早前开发了一款 7.5 MHz 前置式超声探头（图 1.9、图 1.10）。这一装置可通过标准内镜的附属钳道逆行插入，在内镜的直接观察引导下进行扫查。相较于插入式探头，前置式探头扫描频率更低，换能器口径更粗，针对小而深或宽基底的病变能提供更好的影像。

参考文献

[1] Akahoshi K, Harada N, Nawata H (2003) The current state of endoscopic ultrasonography. In: Pandalai SG (ed) Recent research developments in radiology. Transworld Research Network, Trivandrum, 1~37.

[2] Akahoshi K, Tanaka T, Matsui N et al (2007) Newly developed all in one EUS system: one cart system, forward-viewing optics type 360° electronic radial array echoendoscope and oblique-viewing type convex array echoendoscope. Fukuoka Acta Med 98:82~89.

[3] Matsui N, Akahoshi K, Motomura Y et al (2010) Successful EUS-FNA of the pelvic lymph node through the sigmoid colon: report of acase. Dig Endosc 22:337~340.

[4] Akahoshi K, Chijiiwa Y, Hamada S et al (1998) Pretreatment staging of endoscopically early gastric cancer with a 15 MHz ultrasound catheter probe. Gastrointest Endosc 48:470~476.

[5] Akahoshi K, Kondoh A, Nagaie T et al (2000) Preoperative staging of rectal cancer using a 7.5 MHz front-loading US probe. Gastrointest Endosc 50:95~98.

第二部分

插管式超声探头检查术

插管式超声探头检查术（UCP） 2

Kazuya Akahoshi，Masaru Kubokawa

2.1 说明

插管式超声探头通过标准内镜的附属工作孔道插入，在内镜的直接观察引导下易于扫查成像（表 2.1）。

2.2 基础解剖和扫查技术

高频超声探头（12、15、20、25 MHz）能清晰显示胃肠道壁，与传统超声内镜（7.5 ~ 12 MHz）一样，可见 5 层结构。然而，在良好的扫描条件下，高频超声探头（15、20、25 MHz）有时能显示正常胃壁的 9 层结构（图 2.1）。第 1 ~ 第 3 层代表黏膜上皮层；第 4 薄层低回声代表黏膜肌层；第 5 层高回声代表黏膜下层；第 6 层低回声代表内环肌层；第 7 薄层高回声代表肌间层；第 8 层低回声代表外纵肌层；第 9

K. Akahoshi (✉)・M. Kubokawa
Department of Gastroenterology，Aso Iizuka Hospital，
Yoshiomachi 3–83，Iizuka city，Fukuoka 820–8505，Japan
e–mail：kakahoshi2@aol.com；mkubokawah1@aih–net.com

K. Akahoshi，A. Bapaye (eds.)，*Practical Handbook of Endoscopic Ultrasonography*，
DOI 10.1007/978–4–431–54014–4_2，© Springer 2012

表 2.1　插管式超声探头检查的适应证	早期胃肠道癌的癌分期
	小的黏膜下肿瘤（小于 2 cm）
	血管疾病（静脉曲张、动静脉畸形、Dieulafoy 病等）
	内镜治疗时的内镜超声监测
	胃肠道的狭窄性疾病
	胆胰管的导管内超声检查

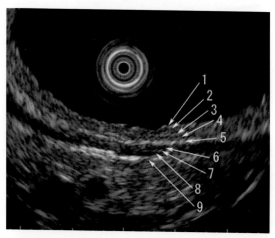

图 2.1　15 MHz 插管式超声探头显示正常胃壁的 9 层结构：1- 黏膜界面回声，2-黏膜上皮层，3- 黏膜上皮层与黏膜肌层之间的界面回声，4- 黏膜肌层，5- 黏膜下层，6- 内环肌层，7- 肌间纤维结缔组织层，8- 外纵肌层，9- 浆膜下和浆膜层

层高回声代表浆膜下和浆膜层。在超声内镜（EUS）检查中，需满足一些特殊的条件，即在探头和目标病灶之间必须有透声物质，常用去汽水。探头 EUS 检查常用 3 种扫描技术（图 2.2）。水充盈法是整个消化道检查的标准方法；然而在一些部位（常为食道）将病变浸入去汽水中较为困难，可用水充盈避孕套法或超声探头气囊鞘法作为有效的替代方法。

2.3　患者准备

插管式超声探头检查的术前准备与传统的内镜检查相同。一般在患者门诊清醒镇静下完成。每个患者通过静脉注射 0.2 ~ 0.4 mg 氟硝西泮以及 35 mg 盐酸哌替啶进行镇静。

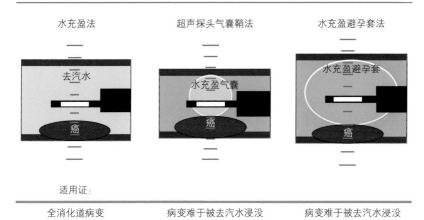

图 2.2 插管式超声探头的 3 种扫描方式

2.4   并发症及其预防

一般没有特殊的并发症，且发生的概率基本与普通食道胃十二指肠镜、双气囊小肠镜及结肠镜基本相同。

2.5   诊断

2.5.1   胃肠道癌

据报道，插管式超声探头 EUS 检查在胃肠道癌分期中非常有价值。另外，在胃肠道癌性狭窄未进行探条或球囊扩张之前，插管式超声探头 EUS 检查是值得推荐的。但是，基于扫描穿透深度的限制，其只能用于小的胃肠道癌肿检查。换言之，插管式超声探头 EUS 检查非常适用于早期胃肠道癌的分期，即决定是否行内镜下黏膜切除术（EMR）或黏膜剥离术（ESD）。据报道，其对各部位早期癌分期诊断的准确性分别为食道 64.7% ~ 75%、胃 67% ~ 71%、结肠 76% ~ 88%。

2.5.2   如何诊断胃肠道癌

胃肠道癌常表现为低回声肿瘤，其浸润深度取决于胃肠道低回声肿瘤浸入的最深层次（图 2.3）。

减少检查时胃肠蠕动的技巧
（1）注入微温的去汽水；
（2）静脉注射抗胆碱能药物；
（3）注入薄荷油液。

预防人为高估早期胃肠道癌分期的陷阱在于如需进行肿瘤活检，宜在 EUS 术后进行
这样可以避免因活检所致组织缺损、出血、水肿等带来的高估肿瘤分期的假象。

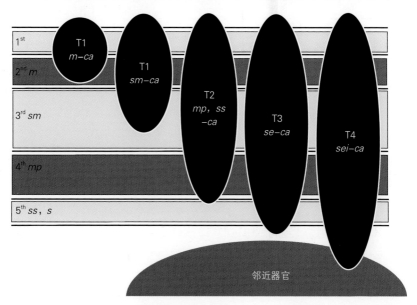

图 2.3　超声内镜对消化道肿瘤浸润深度的诊断：*m-ca*，黏膜内癌；*sm-ca*，黏膜下层癌；*mp-* 固有肌层；*ss-ca*，浆膜下癌；*se-ca*，突破浆膜层癌；*sei-ca*，突破浆膜层浸润至邻近器官癌。*m-* 黏膜层，*sm-* 黏膜下层，*ss*，*s-* 黏膜下，浆膜层

2.5.3 食道癌

2.5.3.1 黏膜内癌（图 2.4）

> 典型发现
> （1）第 1 层高回声层不规则、变薄或消失；
> （2）第 2 层低回声层轻度增厚；
> （3）第 3 层高回声层完整。

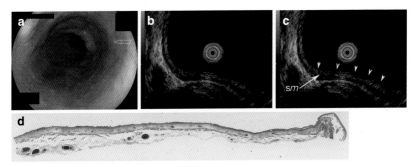

图 2.4 食道黏膜内癌。（**a**）食道胃十二指肠镜显示食道中段大片状 Ⅱc 型表浅食道癌；（**b**，**c**）超声内镜显示第 1 层高回声层变薄（*箭头*），第 2 层低回声层轻度增厚及更低回声改变，第 3 层高回声层正常（*sm*- 黏膜下层）；（**d**）相应组织学的横切面（ESD 标本）证实黏膜内癌

2.5.3.2 T4 期癌（浸润到降主动脉）（图 2.5）

> 典型发现
> （1）第 1 层高回声层不规则、变薄或消失；
> （2）低回声肿瘤扩展到降主动脉；
> （3）食道和降主动脉的回声分界被肿瘤回声打断。

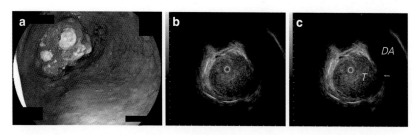

图 2.5　食道 T4 期癌。（**a**）食道胃十二指肠镜显示食道中段巨大进展期食道癌；（**b**，**c**）超声内镜显示低回声肿瘤（T）浸润至降主动脉（DA），肿瘤侵犯致界面回声中断（*箭*）

2.5.4　胃癌

2.5.4.1　黏膜内癌（图 2.6）

典型发现

（1）第 1 层高回声层不规则、变薄或消失；

（2）第 2 层低回声层增厚及更低回声改变；

（3）第 3 层高回声层完整。

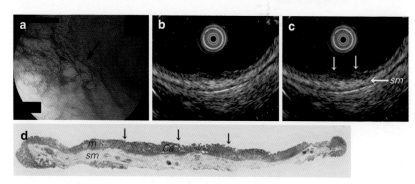

图 2.6　胃黏膜内癌。（**a**）食道胃十二指肠镜显示胃体下部（靛胭脂染色内镜图片）小的 II c 型早期胃癌（*箭*）；（**b**，**c**）超声内镜显示第 1 层高回声层消失（*箭*），第 2 层低回声层轻度增厚及更低回声改变，第 3 层高回声层正常（*sm*- 黏膜下层）；（**d**）相应组织学的横切面（ESD 标本）证实黏膜内癌（*箭*）（*m*- 黏膜层，*sm*- 黏膜下层，*Ca*- 癌）

2.5.4.2 黏膜下癌（图 2.7）

> **典型发现**
> （1）第 1 层高回声层不规则、变薄或消失；
> （2）第 2 层低回声层增厚及更低回声改变；
> （3）第 3 层高回声层呈低回声改变；
> （4）第 4 层低回声层完整。

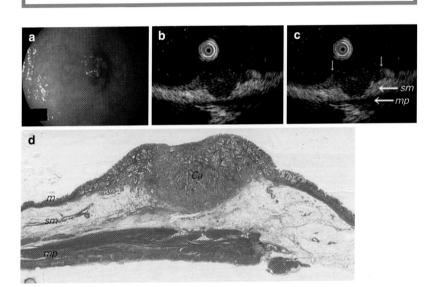

图 2.7 胃黏膜下癌。（**a**）食道胃十二指肠镜显示胃体部小的 Ⅱa+ Ⅱc 型早期胃癌（*箭*）；（**b**，**c**）超声内镜显示第 1 层高回声层消失（*箭*），第 2 层低回声层轻度增厚及更低回声改变，第 3 层高回声层的低回声改变，正常的第 4 层低回声（*sm–* 黏膜下层，*mp–* 固有肌层）；（**d**）相应组织学的横切面（外科标本）证实黏膜下癌（*箭*）（*m–* 黏膜层，*sm–* 黏膜下层，*mp–* 固有肌层，*Ca–* 癌）

2.5.5　结直肠癌

2.5.5.1　黏膜内癌（图 2.8）

> 典型发现
> (1) 第 1 层高回声层不规则、变薄或消失；
> (2) 第 2 层低回声层增厚及更低回声改变；
> (3) 第 3 层高回声层完整。

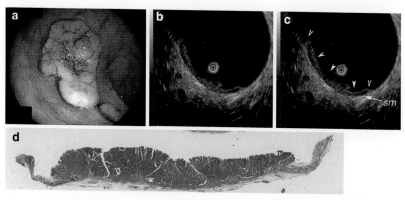

图 2.8　直肠黏膜内癌。(**a**) 结肠镜显示小的Ⅱa+Ⅰ型早期直肠癌（靛胭脂染色内镜图片）；(**b**，**c**) 超声内镜显示第 1 层高回声层不规则（*箭头*），第 2 层低回声层轻度增厚及更低回声改变，第 3 层高回声层正常（*sm*- 黏膜下层）；(**d**) 相应组织学的横切面（ESD 标本）证实黏膜内癌

2.5.5.2　T3 期癌（浆膜层）（图 2.9）

> 典型发现
> (1) 第 1 层高回声层不规则、变薄或消失；
> (2) 低回声肿瘤扩展到第 5 层高回声层。

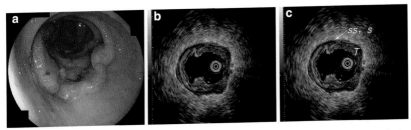

图 2.9 结肠 T3 期癌（浆膜层）。（**a**）内镜图像显示 2 型进展期结肠癌；（**b**，**c**）超声内镜显示低回声肿瘤（*T*）浸润扩展至第 5 层高回声层（*ss*，*s*- 浆膜下，浆膜层）。第 5 层高回声层被癌肿浸润中断

2.5.6　胃黏膜相关淋巴组织样（MALT）淋巴瘤

典型发现
(1) 第 2 层低回声层增厚及更低回声改变；表浅扩散型胃 MALT 淋巴瘤（黏膜下浸润）（图 2.10）
(2) 第 3 层高回声浅层呈低回声改变；
(3) 第 4 层低回声层完整。

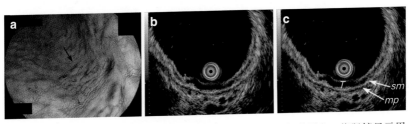

图 2.10　表浅扩散型胃黏膜相关淋巴组织样淋巴瘤。（**a**）食道胃十二指肠镜显示胃角部隆起平坦型（表浅扩散型）黏膜相关淋巴组织样淋巴瘤（箭）；（**b**，**c**）超声内镜显示均匀低回声肿瘤（*T*）扩展至第 3 层高回声的浅层（*sm*- 黏膜下层，*mp*- 固有肌层）

2.5.7 胃肠道黏膜下肿瘤

插管式超声探头检查能清晰显示胃肠壁的层次结构，准确评估黏膜下肿瘤（图 17.1）。然而，插管式超声探头的扫描深度有限，其能评估小的上皮下病变，对管壁外压迫性病变的检查却常常因不能提供充分的图像细节而无能为力。插管式超声探头检查对小于 2 cm 的黏膜下肿瘤是最佳适应证，而对于大于 2 cm 的病变，笔者推荐使用专用超声内镜进行检查。

扫查凸起性病变的技巧（图 2.11）
对 3 个部位进行超声扫查，以获取凸起性病变足够的超声信息是非常必要的。首先扫查病变的顶部，以评估包括大小、形态等的完整影像；再分别扫查病变基底部的两侧，以评估其与固有肌层的连续性（肿瘤在消化道管壁的起源位置）。

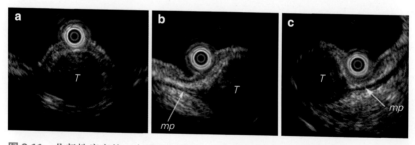

图 2.11 凸起性病变的 3 个重要扫描点。(**a**) 肿瘤 (*T*) 的顶端扫描；(**b**) 病变基底部左侧扫描，超声内镜清晰显示肿瘤与固有肌层连续 (*mp*- 固有肌层)；(**c**) 病变基底部右侧扫描，超声内镜清晰显示肿瘤与固有肌层连续 (*mp*- 固有肌层)

2.5.8 典型病例

2.5.8.1 胃脂肪瘤（图 2.12）

> 典型发现
> （1）高回声肿块；
> （2）常位于黏膜下层（极少突入浆膜层）。

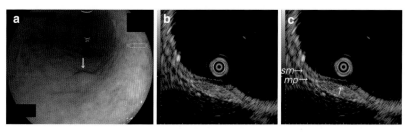

图 2.12 胃脂肪瘤。（**a**）食道胃十二指肠镜显示胃体部小的黏膜下肿瘤（*箭*）；（**b**，**c**）超声内镜显示黏膜下层高回声肿瘤（*T*）（*sm*- 黏膜下层，*mp*- 固有肌层）

2.5.8.2 囊肿（图 2.13）

> 典型发现
> （1）无回声肿块；
> （2）常位于黏膜下层。

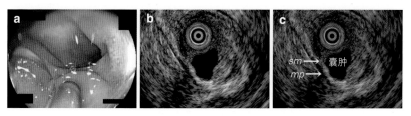

图 2.13 十二指肠囊肿。（**a**）食道胃十二指肠镜显示小的十二指肠黏膜下肿瘤（6点钟方向的位置）；（**b**，**c**）超声内镜显示黏膜下层无回声肿块（囊肿）（*sm*- 黏膜下层，*mp*- 固有肌层）

2.5.8.3 异位胰腺（图 2.14）

> 典型发现
> （1）有小囊性结构（胰腺导管）的低回声肿块；
> （2）常位于黏膜下层，可累及固有肌层（表现为固有肌层局部增厚）。

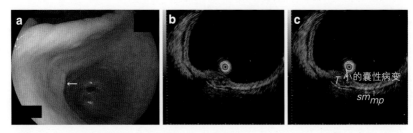

图 2.14 胃异位胰腺。（**a**）食道胃十二指肠镜显示胃窦部小的黏膜下肿瘤（*箭*）；（**b**，**c**）超声内镜显示黏膜下层低回声肿瘤（*T*）（*sm*– 黏膜下层），肿瘤内有小的囊性病变区域，*mp*– 固有肌层

2.5.8.4 胃肠间质性肿瘤（图 2.15）

> 典型发现
> 与固有肌层连续的低回声实性肿块。

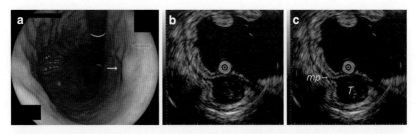

图 2.15 胃的胃肠间质瘤。（**a**）食道胃十二指肠镜显示胃体部小的黏膜下肿瘤（*箭*）；（**b**，**c**）超声内镜显示与固有肌层连续的低回声实性肿瘤（*T*）（*mp*– 固有肌层）

2.5.8.5 食道静脉曲张

超声探头检查是相对非侵入性检查，能清晰显示门静脉高压患者食道曲张静脉及食道旁侧支静脉的影像。食道曲张静脉位于黏膜下第3回声层，表现为无回声管腔结构。有些研究者认为食道残留血管复发的曲张静脉不能被普通胃镜发现。早先的研究表明，相较于普通胃镜，EUS 检查能更加准确地评估壁内曲张的血管。因此，EUS 检查能有效评估食道静脉曲张内镜治疗后的效果。

图 2.16 图示了插管式超声探头检查发现食道静脉曲张的部位。

依据部位的不同，插管式超声探头检查能发现两种不同类型食道侧支血管：食道旁侧支静脉（Peri-ECVs）和食道周围侧支静脉（Para-ECVs）（图 2.16 ~ 图 2.18）。食道旁侧支静脉是较小的位于固有肌层或外膜层以内的血管，而食道周围侧支静脉是较大的远离固有肌层的血管。

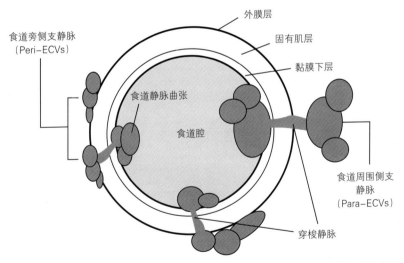

图 2.16 图示超声内镜发现的食道曲张静脉，超声内镜和内镜下静脉曲张硬化注射治疗的代表性案例典型图片。见图 2.17 ~ 图 2.20

另外，连接壁外侧支静脉和黏膜下曲张静脉的穿梭静脉也可被发现（图 2.16、图 2.19、图 2.20）。食道旁侧支静脉和穿梭静脉具有临床意义，因其与食道静脉曲张以及内镜治疗后的静脉曲张复发相关。

超声内镜检查可能为决定食道曲张静脉恰当的随访间隔或选择最合适的内镜治疗方法提供不同的有用信息。

图 2.17　食道胃十二指肠镜显示带红色征的食道静脉曲张

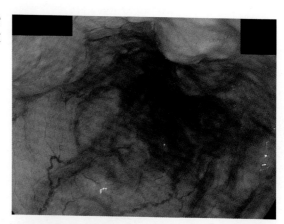

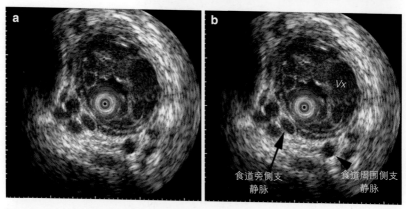

图 2.18　（a，b）超声内镜显示食道黏膜下层无回声管腔的曲张静脉（*Vx*），食道旁侧支静脉（*箭*）和食道周围侧支静脉（*箭头*）

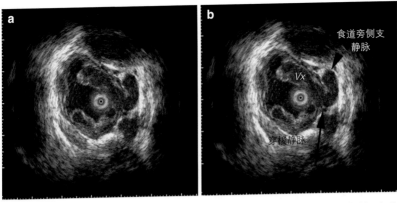

图 2.19 （a，b）超声内镜显示穿梭静脉（箭）连接食道旁侧支静脉（箭头）和黏膜下曲张静脉（Vx）

图 2.20 内镜下曲张静脉硬化注射术显示食道曲张静脉和连接食道旁侧支静脉（箭头）的穿梭静脉（箭）

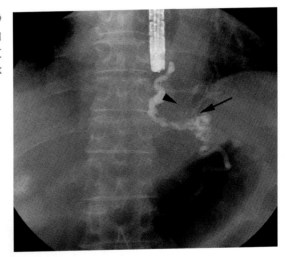

2.6 内镜切除的壁内评估

　　随着内镜技术的进步、设备的发展以及超声内镜肿瘤分级的进展，对早期胃肠道癌进行内镜下切除作为明确的治疗方法越来越被人们所接受。已有不同的报道称，内镜下切除术相关严重并发症的发生率为

表 2.2   超声内镜在内镜下黏膜切除术中的应用（肿瘤分期除外）

1. 评估壁内血管
    定位（哪一层：黏膜下层的浅层或深层）
2. 评估共存的溃疡疤痕
    测量纤维疤痕的面积大小
    溃疡疤痕的深度（黏膜下层、固有肌层、固有肌层以内等）
3. 评估黏膜下注射技术后的壁内改变
    注射溶液的弥散程度
    测量注射溶液后的黏膜下分离程度

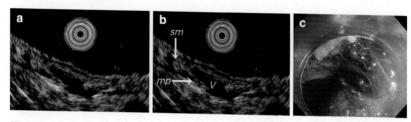

图 2.21   内镜下切除的壁内评估（血管）。(**a，b**) 治疗前超声内镜显示大的黏膜下血管 (*V*)（*sm*- 黏膜下层，*mp*- 固有肌层）。(**c**) 内镜下黏膜切除术中内镜图片显示大的黏膜下血管，这些血管在切除前进行了充分的凝固

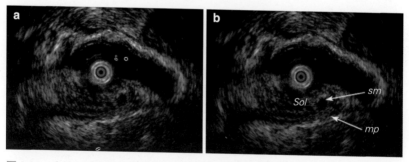

图 2.22   内镜下切除的壁内评估（注射后的黏膜下层厚度）。(**a，b**) 超声内镜显示内镜下黏膜切除术时黏膜下注射甘油溶液 (*Sol*)；超声内镜显示第 3 层显著增厚，低回声改变，而其他层完整（*sm*- 黏膜下层，*mp*- 固有肌层）

1% ~ 14%。穿孔、大出血等严重并发症的发生与不充分的黏膜下注射所致固有肌层切开以及大的壁内血管相关。单纯依赖普通内镜检查预测危险的壁内情况是否存在是不可能的。表 2.2 列出了插管式超声探头检查能为内镜下切除提供的有用信息（图 2.21、图 2.22）。先前的研究表明，超声内镜检查能清晰地显示壁内结构，包括在病变下方是否存

在大的黏膜下血管（图 2.21）以及黏膜下层间隙液体溶液注射是否充分（图 2.22）。另外，在行内镜下切除术时进行插管式超声探头检查是简单且可重复的。在内镜下切除术之前进行插管式超声探头检查能为减少并发症提供有用的信息。

参考文献

[1] Akahoshi K, Harada N, Nawata H (2003) The current state of endoscopic ultrasonography. In: Pandalai SG (ed) Recent research developments in radiology. Trivandrum, Transworld Research Network, 1–37.

[2] Akahoshi K, Chijiiwa Y, Hamada S et al (1998) Pretreatment staging of endoscopically early gastric cancer with a 15 MHz ultrasound catheter probe. Gastrointest Endosc 48:470–476.

[3] Wallace MB, Hoffman BJ, Sahai AS et al (2000) Imaging of esophageal tumors with a water-filled condom and a catheter US probe. Gastrointest Endosc 51:597–600.

[4] Schembre D, Chak A, Stevens P et al (2001) Prospective evaluation of balloon-sheathed catheter US system. Gastrointest Endosc 53:758–763.

[5] Yanai H, Yoshida T, Harada T et al (1996) Endoscopic ultrasonography of superficial esophageal cancers using a thin ultrasound probe system equipped with switchable radial and linear scanning modes. Gastrointest Endosc 44:578–582.

[6] Murata Y, Suzuki S, Ohta M et al (1996) Small ultrasonic probe for determination of the depth of superficial esophageal cancer. Gastrointest Endosc 44:23–28.

[7] Yanai H, Noguchi T, Mizumachi S et al (1999) A blind comparison of the effectiveness of endoscopic ultrasonography and endoscopy in staging early gastric cancer. Gut 44:361–365.

[8] Yoshida M, Tsukamoto Y, Niwa Y et al (1995) Endoscopic assessment of invasion of colorectal tumors with a new high-frequency ultrasound probe. Gastrointest Endosc 41:587–592.

[9] Saitoh Y, Obara T, Einami K et al (1996) Efficacy of high-frequency ultrasound probes for the preoperative staging of invasion depth in flat and depressed colorectal tumors. Gastrointest Endosc 44:34–39.

[10] Hiki N, Kurosaka H, Tatsutomi Y et al (2003) Peppermint oil reduces gastric spasm during upper endoscopy: a randomized double-blind, double-dummy controlled trial. Gastrointest Endosc 57:475–482.

[11] Kishimoto H, Sasaki M, Kajiyama T et al (1995) Miniture ultrasonic probe evaluation of esophageal varices after endoscopic variceal ligation. Gastrointest Endosc 42:256–260.

[12] Irisawa A, Obara K, Sato Y et al (1990) EUS analysis of collateral veins inside and outside the esophageal wall in portal hypertension. Gastrointest Endosc 50:374–380.

[13] Irisawa A, Saito A, Obara K et al (2001) Endoscopic reccurence of esophageal varices is associated with the specific EUS abnormalities; severe periesophageal collateral veins and large perforating veins. Gastrointest Endosc 53:77–84.

[14] Akahoshi K, Akahane H (2010) A new breakthrough: endoscopic submucosal dissection using a newly developed grasping type scissors forceps for early gastrointestinal tract neoplasms. World J Gastrointest Endosc 2:90–96.

[15] Akahoshi K, Chijiiwa Y, Tanaka M et al (1995) Endosonography probe-guided endoscopic mucosal resection of gastric neoplasms. Gastrointest Endosc 42:248–252.

[16] Ochiai T, Akahoshi K, Chijiiwa Y et al (1998) Endosonography-probe guided endoscopic resection of colonic lipoma: report of a case. Endoscopy 30:65–66.

[17] Akahoshi K, Fujimaru T, Nakanishi K et al (2001) Endosonography probe-guided endoscopic resection of small flat rectal carcinoid tumor using band ligation technique. Endoscopy 33:471.

第三部分

环扫超声内镜检查术

环扫超声内镜的基本扫查方法 **3**

Kazuya Akahoshi

3.1 患者准备、镇静和插镜方法

与传统内镜检查的患者术前准备相同，环扫超声内镜检查一般在患者门诊清醒镇静下完成。每个患者通过静脉注射 0.2 ~ 0.4 mg 氟硝西泮以及 35 mg 盐酸哌替啶进行镇静。超声内镜插入方法与普通内镜相同，即在前视内镜引导下插入（图 3.1）。

3.2 基本扫查技巧

在 EUS 检查中，需满足一些特殊的条件，即在扫描探头和目标病灶之间必须有透声物质，常用去汽水充盈。可使用 3 种扫查方法（图 3.2）。

3.2.1 球囊接触法

使用去汽水充盈超声内镜镜端球囊，将球囊贴近消化道壁可以检

K. Akahoshi
Department of Gastroenterology，Aso Iizuka Hospital，
Yoshiomachi 3–83，Iizuka city，Fukuoka 820–8505，Japan
e–mail：kakahoshi2@aol.com

K. Akahoshi，A. Bapaye（eds.），*Practical Handbook of Endoscopic Ultrasonography*，
DOI 10.1007/978–4–431–54014–4_3，© Springer 2012

图 3.1　EG–530UR2 食道插管时的内镜图片

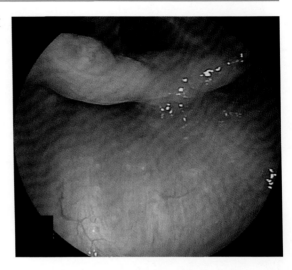

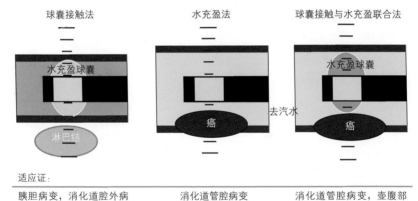

球囊接触法	水充盈法	球囊接触与水充盈联合法

适应证：

胰胆病变，消化道腔外病变，食道病变	消化道管腔病变	消化道管腔病变，壶腹部乳头病变

图 3.2　超声内镜扫查技术

查食道和胰腺胆道系统。球囊一般充盈 1 ~ 7 mL 去汽水。

3.2.2　水充盈法

　　这一方法主要用于胃肠道壁病变的检查。通过超声内镜工作孔道注入去汽水使胃肠道腔被其注满充盈。注入去汽水的量取决于不同的器官，一般为 100～500 mL。这一方法主要用于评估胃肠道壁的结构分层、胃肠道癌的 T 分期以及黏膜下肿瘤的诊断等。

3.2.3　球囊接触与水充盈联合法

球囊接触与水充盈联合法用于胃肠道病变和 Vater 壶腹部病变的检查。

获得良好影像的诀窍

（1）不同超声频率的扫描探头，其焦距有所差别，一般为 20～30 mm，因而应将目标区域放在合适的距离处。

（2）应垂直扫查胃肠道目标病变。

（3）为了避免盲点，应进行连续超声内镜扫查。

参考文献

[1] Akahoshi K, Tanaka T, Matsui N et al (2007) Newly developed all in one EUS system: one cart system, forward-viewing optics type 360° electronic radial array echoendoscope and oblique-viewing type convex array echoendoscope. Fukuoka Acta Med 98:82–89.

[2] Yasuda K (2000) The handbook of endoscopic ultrasonography in digestive tract, 1st edn. Blackwell Science, Tokyo.

食道和纵隔的环扫超声内镜检查术 4

4.1　适应证

超声内镜检查适应于食道壁内或食道壁外 3~4 cm 范围内的病变（表4.1）。

4.2　扫查技巧

由于有误吸风险，不推荐水充盈法行 EUS 检查。因此食道内检查常用球囊接触法（图 3.2）。食道 EUS 检查应从食道末端开始，球囊内注入 1~7 mL 去汽水以排除干扰的空气。

4.3　基础解剖

4.3.1　正常食道壁

通过球囊接触法，正常食道壁显示为 5 层结构，其与组织学层次

K. Akahoshi
Department of Gastroenterology, Aso Iizuka Hospital,
Yoshiomachi 3–83, Iizuka city, Fukuoka 820–8505, Japan
e–mail: kakahoshi2@aol.com

K. Akahoshi, A. Bapaye（eds.）, *Practical Handbook of Endoscopic Ultrasonography*,
DOI 10.1007/978–4–431–54014–4_4, © Springer 2012

表 4.1　食道及纵隔环扫超声内镜检查的适应证

食道癌分期
食道黏膜下肿瘤或食道壁外压迫的评估
化疗和 / 或放疗后恶性肿瘤的再分期
食道曲张静脉的治疗前后血流动力学评估
可探查纵隔疾病的评估

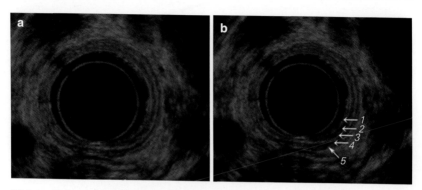

图 4.1　具有 5 层结构的正常食道壁超声内镜影像。(**a，b**) *1–* 第 1 层高回声层（球囊回声和黏膜表面）；*2–* 第 2 层低回声层（黏膜层）；*3–* 第 3 层高回声层（黏膜下层）；*4–* 第 4 层低回声层（固有肌层）；*5–* 第 5 层高回声层（外膜层）

能较好地吻合（图 4.1）。第 1 层高回声层和第 2 层低回声层与黏膜层一致；第 3 层高回声层和第 4 层低回声层分别对应黏膜下层和固有肌层；第 5 层高回声层对应外膜层。

4.3.2　经食道扫查（食道胃交界 – 颈部）

在食道胃交界水平（图 4.2），显示器上可辨认的解剖地标通常为下腔静脉、降主动脉以及脊柱（6 点钟方向处）。

在下纵隔水平（图 4.3），解剖地标左心房和肺静脉通常可见。

在中纵隔水平（图 4.4），解剖地标左、右支气管和右肺动脉通常可见。

在上纵隔水平（图 4.5），解剖地标主动脉弓通常可见。

在颈部水平（图 4.6），解剖地标气管和甲状腺下极通常可见。

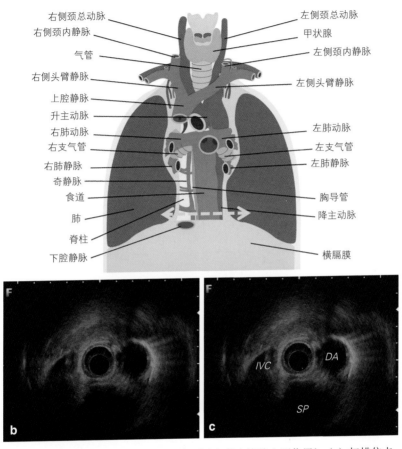

图4.2 横跨食道扫描的超声内镜影像（胃食道连接处上面位置）。（**a**）扫描位点；（**b**）超声内镜影像；（**c**）超声内镜影像缩略词，*DA*– 降主动脉，*IVC*– 下腔静脉，*SP*– 脊柱

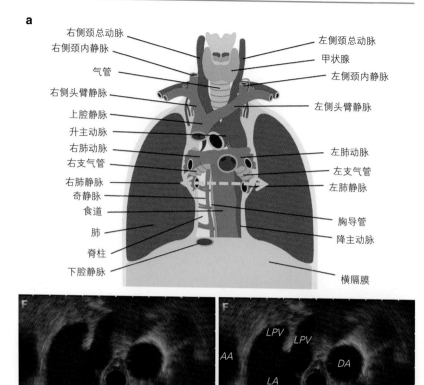

图 4.3 横跨食道扫描的超声内镜影像（下纵隔位置）。（**a**）扫描位点；（**b**）超声内镜影像；（**c**）超声内镜影像缩略词，*AA–* 升主动脉，*SVC–* 上腔静脉，*LA–* 左心房，*LPV–* 左肺静脉，*Az–* 奇静脉，*DA–* 降主动脉，*SP–* 脊柱

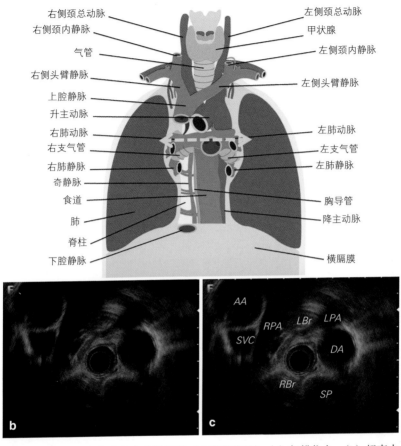

图 4.4 横跨食道扫描的超声内镜影像（中纵隔位置）。（**a**）扫描位点；（**b**）超声内镜影像；（**c**）超声内镜影像缩略词，*AA*– 升主动脉，*SVC*– 上腔静脉，*RPA*– 右肺动脉，*RBr*– 右支气管，*LBr*– 左支气管，*LPA*– 左肺动脉，*DA*– 降主动脉，*SP*– 脊柱

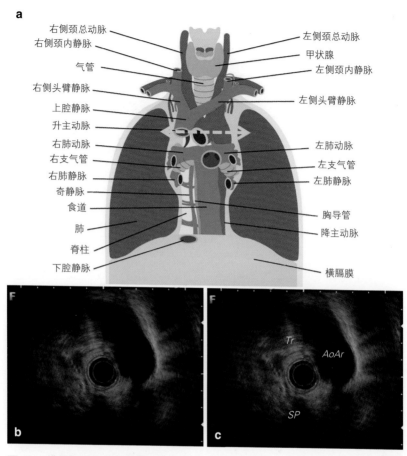

图 4.5　横跨食道扫描的超声内镜影像（上纵隔位置）。（**a**）扫描位点；（**b**）超声内镜影像；（**c**）超声内镜影像缩略词，*Tr*– 气管，*SP*– 脊柱，*AoAr*– 主动脉弓

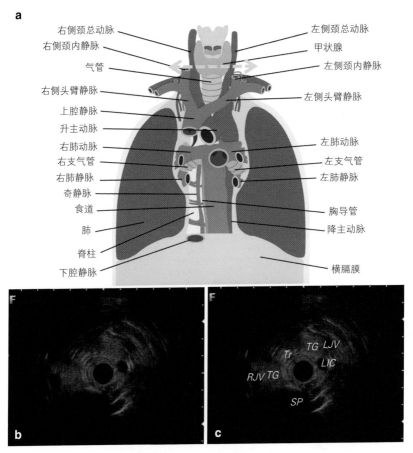

图 4.6 横跨食道扫描的超声内镜影像（颈部位置）。（**a**）扫描位点；（**b**）超声内镜影像；（**c**）超声内镜影像缩略词，*RJV*– 右侧颈内静脉，*TG*– 甲状腺，*Tr*– 气管，*SP*– 脊柱，*LIC*– 左颈内动脉，*LJV*– 左颈内静脉

4.4　诊断

4.4.1　食道癌

　　超声内镜检查的目的主要是进行 TN 分期。食道癌通常表现为低回声肿瘤。浸润深度的判断主要取决于低回声肿瘤浸入食道壁的最深层次（图 2.3）。EUS 检查判断食道癌 TN 分期的准确性分别为 69%～89%（T 分期）和 69%～81%（N 分期）。目前 TN 分期 EUS 检查准确性高于 CT 检查。

4.4.1.1　T1 期黏膜下癌 （图 4.7）

> 典型发现
> （1）第 2 层低回声层增厚及更低回声改变；
> （2）第 3 层高回声层部分呈低回声改变；
> （3）第 4 层低回声层完整。

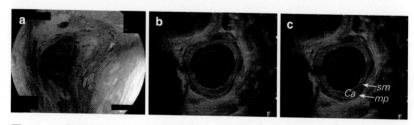

图 4.7　T1 期黏膜下癌的超声内镜影像。（**a**）食道胃十二指肠镜显示食道中段广基Ⅱc 型表浅食道癌（卢戈氏碘染色）；（**b**，**c**）超声内镜显示第 2 层低回声层增厚及更低回声改变，第 3 层高回声层的低回声改变，第 4 层低回声层完整（*Ca*- 癌，*sm*- 黏膜下层，*mp*- 固有肌层）

4.4.1.2 T3 期癌（图 4.8）

> **典型发现**
> 低回声肿瘤从第 2 层扩展至第 5 层。

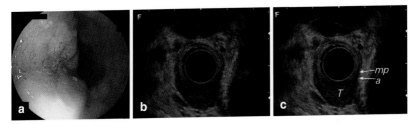

图 4.8 T3 期癌的超声内镜影像。（**a**）内镜影像显示 2- 型进展期食道癌；（**b**，**c**）超声内镜显示低回声肿瘤（*T*）扩张至第 5 层高回声层，第 5 层高回声层被肿瘤浸润突破（*T*– 肿瘤，*mp*– 固有肌层，*a*– 外膜层）

4.4.1.3 食管周围淋巴结转移 （图 4.9）

典型发现

邻近食道旁相较于周围组织呈更低回声且边界清晰的圆形或椭圆形
结构。

良性与恶性淋巴结鉴别诊断的诀窍与陷阱

（1）在 EUS 检查中淋巴结的回声特征能帮助区分其良恶性，但目前
　　并没有建立其 EUS 的诊断标准；

（2）目前报道的恶性淋巴结的 EUS 回声标准：低回声，边界清晰，
　　直接从原发肿瘤扩展至附近淋巴结。

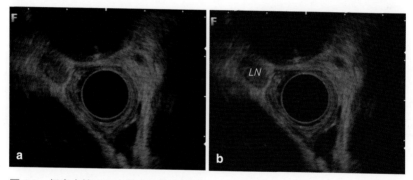

图 4.9　超声内镜显示食道旁转移淋巴结。（**a，b**）超声内镜显示食道旁边界清晰的
椭圆形低回声肿块（*LN*– 淋巴结）

4.4.2　食道黏膜下肿瘤

　　EUS 对这类疾病检查的主要目的为评估其为黏膜下肿瘤或食道外
压迫。EUS 也能清晰显示食道壁的层次，准确判断黏膜下肿瘤的起源
层次、组织学特征、肿瘤大小等。

4.4.2.1 食道间质来源肿瘤（图 4.10）

典型发现
与固有肌层有连续性的低回声实性肿瘤。

陷阱
EUS 不能取代组织学诊断，即胃肠间质瘤、平滑肌瘤、神经鞘瘤等。
EUS-FNA 是获得组织学诊断的唯一方式。

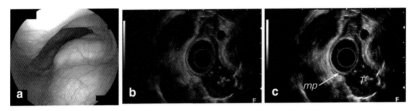

图 4.10 食道平滑肌瘤（EUS-FNA 诊断）。（**a**）食道胃十二指肠镜显示食道中段黏膜下肿瘤；（**b**，**c**）超声内镜显示与第 4 层低回声层有连续性的低回声实性肿瘤（*mp-* 固有肌层），该肿瘤有数处带声影的强回声点（钙化点）

4.4.2.2 脊柱的食道外压迫（图 4.11）

典型发现
脊柱压迫正常的食道壁，而在食道壁上未发现肿块。

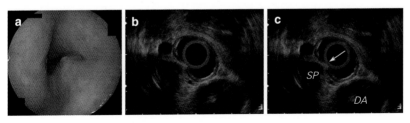

图 4.11 脊柱的食管外压迫。（**a**）食道胃十二指肠镜显示食道上段黏膜下隆起；（**b**，**c**）超声内镜显示食道外脊柱压迫（箭）（*SP-* 脊柱，*DA-* 降主动脉）

参考文献

[1] Aibe T, Takemoto T (1986) A fundamental study of normal layer structure of the gastrointestinal wall visualized by endoscopic ultrasonography. Scand J Gastroenterol Suppl 123:6–15.

[2] Fujijishima H, Chijiiwa Y, Maruoka A et al (1994) Endoscopic US and dynamic CT in preoperative TN staging of esophageal squamous cell carcinoma. Dig Endosc 6:224–231.

[3] Ziegler K, Sanft C, Zeitz M et al (1991) Evaluation of endosonography in TN staging of oesophageal cancer. Gut 32:16–20.

[4] Kienle P, Buhl K, Kuntz C et al (2002) Prospective comparison of endoscopy, endosonography and computed tomography for staging of tumours of the oesophagus and gastric cardia. Digestion 66:230–236.

[5] Weaver SR, Blackshaw GR, Lewis WG et al (2004) Comparison of special interest computed tomography, endosonography and histopathological stage of oesophageal cancer. Clin Radiol 59:499–504.

[6] Tio TL, Coene PPLO, Luiken GJHM et al (1990) Endosonography in the clinical staging of esophagogastric carcinoma. Gastrointest Endosc 36:S2–S10.

[7] Akahoshi K, Harada N, Nawata H (2003) The current state of endoscopic ultrasonography. In: Pandalai SG (ed) Recent research developments in radiology. Transworld Research Network, Trivandrum, pp 1–37.

[8] Akahoshi K, Oya M (2010) Gastrointestinal stromal tumor of the stomach: how to manage? World J Gastrointest Endosc 2:271–277.

胃的环扫超声内镜检查术 5

Kazuya Akahoshi

5.1 适应证

EUS 检查适用于胃内及胃外 3~4 cm 范围内的病变（表 5.1）。

5.2 扫查技巧

胃部 EUS 检查常用水充盈法（图 3.2）。首先，充分吸净胃内的空气和胃液；然后，将超声内镜置于幽门前区；之后，通过活检孔道向胃腔内注入 300~500 mL 去汽水；最后，进行 EUS 操作来评估病灶。

5.3 基础解剖

5.3.1 正常胃壁

水充盈法扫查时，正常胃壁显示为 5 层结构，其与组织学层次能

K. Akahoshi
Department of Gastroenterology, Aso Iizuka Hospital,
Yoshiomachi 3–83, Iizuka city, Fukuoka 820–8505, Japan
e–mail：kakahoshi2@aol.com

K. Akahoshi, A. Bapaye（eds.）, *Practical Handbook of Endoscopic Ultrasonography*,
DOI 10.1007/978–4–431–54014–4_5, © Springer 2012

表 5.1 胃部病变环扫超声内镜检查的适应证

胃癌分期
胃黏膜下肿瘤或胃外压迫的评估
化疗和 / 或放疗后恶性肿瘤的再分期
血管性病变（Dieulafoy 病、胃静脉曲张等）的评估
消化性溃疡的评估
胃壁增厚的鉴别诊断

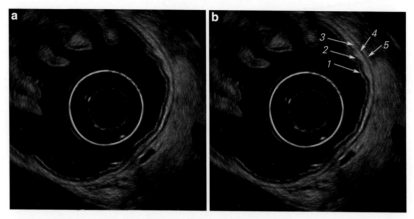

图 5.1 SU–8000 系统超声内镜显示正常胃壁 5 层结构。（**a**,**b**）*1*– 第 1 层高回声层，*2*– 第 2 层低回声层（黏膜层），*3*– 第 3 层高回声层（黏膜下层），*4*– 第 4 层低回声层（固有肌层），*5*– 第 5 层高回声层（浆膜下和浆膜层）

较好地吻合（图 5.1）。第 1 层高回声层和第 2 层低回声层与黏膜层一致；第 3 层高回声层和第 4 层低回声层分别对应黏膜下层和固有肌层；第 5 层高回声层对应浆膜下和浆膜层。

5.3.2 经胃扫查

在胃窦水平（图 5.2），EUS 探头常触及胃大弯侧。在胃体水平（图 5.3），作为地标的肝脏（前壁侧）、胰腺（后壁侧）以及胃皱襞（大弯侧）常可探及。

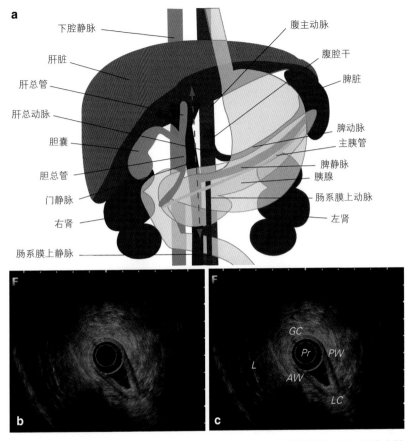

图 5.2 胃窦部超声内镜影像。（**a**）扫描位置；（**b**）超声内镜影像；（**c**）超声内镜影像缩略词，*L–* 肝脏，*AW–* 前壁，*PW–* 后壁，*Pr–* 探头，*GC–* 大弯侧，*LC–* 小弯侧

5.4 诊断

5.4.1 胃癌

超声内镜检查目的主要是胃癌治疗前进行 TN 分期。胃癌通常表现为低回声肿瘤。浸润深度的判断主要取决于低回声肿瘤浸入胃壁的最深层次（图 2.3）。许多研究者认为胃癌 TN 分期 EUS 检查准确性高于 CT 检查，其分期的准确性分别为 80% ~ 92%（T 分期）和 50% ~ 90%（N 分期）。低估分期的原因为微小转移，而高估转移的原因为肿瘤周围的

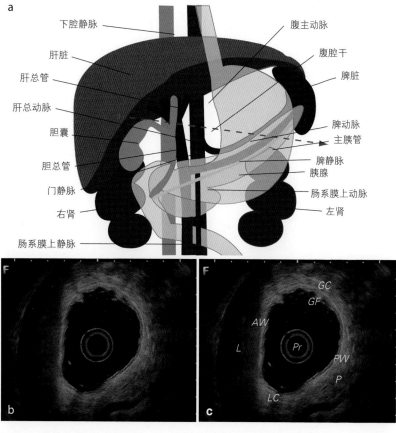

图 5.3 胃体部超声内镜影像。(**a**) 扫描位置；(**b**) 超声内镜影像；(**c**) 超声内镜影像缩略词，*L*– 肝脏，*GF*– 胃皱襞，*AW*– 前壁，*PW*– 后壁，*Pr*– 探头，*GC*– 大弯侧，*LC*– 小弯侧，*P*– 胰腺

炎症或伴发的溃疡性改变所致的水肿、炎症和纤维化。

5.4.1.1 T1 期黏膜内癌（图 5.4）

> **典型发现**
> (1) 第 1 层高回声层不规则、变薄或消失；
> (2) 第 2 层低回声层增厚和更低回声改变；
> (3) 第 3 层高回声层完整。

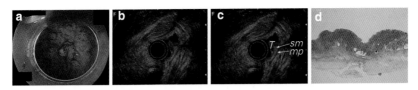

图5.4 胃 T1 期黏膜内癌。（**a**）食道胃十二指肠镜显示胃窦部小的 0–I 型（隆起型）早期胃癌；（**b**，**c**）超声内镜显示第 1 层高回声层不规则，第 2 层低回声层增厚和更低回声改变，第 3 层高回声层正常，*T*– 肿瘤，*sm*– 黏膜下层，*mp*– 固有肌层；（**d**）相应组织学横切面（ESD 标本）证实黏膜内癌

5.4.1.2 T1 期黏膜下癌（图 5.5）

> **典型发现**
> （1）第 1 层高回声层不规则、变薄或消失；
> （2）第 2 层低回声层增厚和更低回声改变；
> （3）第 3 层高回声层低回声改变；
> （4）第 4 层低回声层完整。

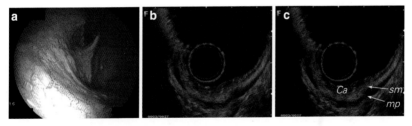

图5.5 胃 T1 期黏膜下癌。（**a**）食道胃十二指肠镜显示胃贲门部 Ⅱc 型早期胃癌（靛胭脂喷涂染色）；（**b**，**c**）超声内镜显示第 1 层高回声层不规则，第 2 层低回声层增厚和更低回声改变，第 3 层高回声浅层部分低回声改变，第 4 层低回声层正常，*sm*– 黏膜下层，*mp*– 固有肌层，*Ca*– 癌

5.4.1.3 T2 期癌（累及固有肌层或浆膜下层）（图 5.6）

> **典型发现**
> （1）第 1 层高回声层不规则、变薄或消失；
> （2）低回声肿块扩展至第 4 层低回声层；
> （3）第 5 层高回声层完整。

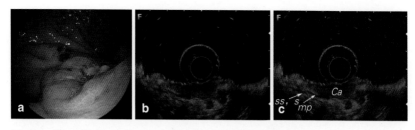

图 5.6　胃 T2 期癌。（**a**）3 型（溃疡型）进展期胃癌内镜影像；（**b**，**c**）超声内镜影像显示低回声肿瘤扩展至第 4 层低回声层（*mp*- 固有肌层），第 5 层高回声层完整（*ss*，*s*- 浆膜下，浆膜层），*Ca*- 癌

5.4.1.4 T3 期癌（累及浆膜层）（图 5.7）

> 典型发现
>
> （1）第 1 层高回声层不规则、变薄或消失；
> （2）低回声肿块扩展至第 5 层高回声层。

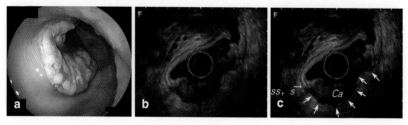

图 5.7　胃 T3 期癌。（**a**）2 型进展期胃癌内镜影像；（**b**，**c**）超声内镜影像显示低回声肿瘤扩展至第 5 层高回声层（*ss*，*s*- 浆膜下，浆膜层），第 5 层高回声层被癌浸润突破（*箭*），*Ca*- 癌

5.4.1.5 T4 期癌（累及胰腺）（图 5.8）

> 典型发现
>
> （1）第 1 层高回声层不规则、变薄或消失；
> （2）低回声肿块扩展至胰腺；
> （3）胃和胰腺的边界回声被肿瘤回声打断。

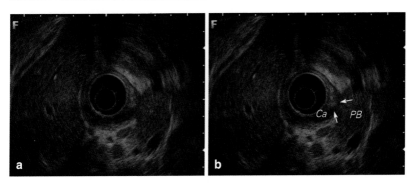

图 5.8 胃 T4 期癌。(**a**，**b**) 超声内镜影像显示低回声肿瘤（*Ca–* 癌）扩展至胰腺（*PB–* 胰腺体部），边界回声被癌浸润打断（*箭*）

5.4.1.6 胃癌淋巴结转移（图 5.9、图 5.10）

> **典型发现**
> 邻近胃壁相较于周围组织呈更低回声且边界清晰的圆形或椭圆形结构。

> **鉴别淋巴结与血管的诀窍**
> （1）当发现圆形结构时，缓慢来回移动超声内镜探头。如为血管，则有连续性；如为淋巴结，则无。以此鉴别是否为淋巴结或血管。
> （2）使用彩色多普勒血流图检查是否有血流：如低回声肿块无血流，则为淋巴结；如有血流信号，则为血管。

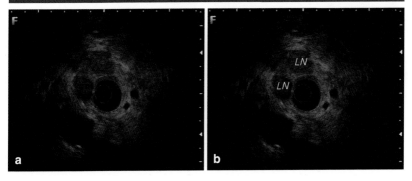

图 5.9 胃周小弯侧淋巴结组转移。(**a**，**b**) 超声内镜影像显示胃周边界清晰的椭圆形低回声肿块，*LN–* 淋巴结

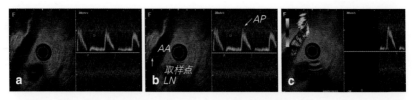

图 5.10　胃癌主动脉旁淋巴结转移。(**a**，**b**) 超声内镜影像显示主动脉旁边界清晰的椭圆形低回声肿块，*LN*- 淋巴结，脉冲波模式影像显示动脉搏动 (*AP*)，*AA*- 腹主动脉；(**c**) 彩色多普勒血流图影像显示主动脉旁边界清晰的椭圆形低回声肿块 (淋巴结) 内无血流

5.4.1.7 硬癌 (图 5.11)

　　硬癌是胃癌的一种亚型，EUS 检查通常不能发现低回声肿瘤。硬癌的特征为第 3 层黏膜下层和第 4 层固有肌层的不规则低回声层扩展。

> **典型发现**
> (1) 胃壁增厚 (主要为第 3、4 层)；
> (2) 无低回声肿痛；
> (3) 第 5 层回声完整；
> (4) 增厚的第 3 层高回声呈轻度低回声改变；
> (5) 增厚的第 4 层低回声呈混杂回声改变。

> **误区**
> 硬癌与弥漫浸润性疾病如恶性淋巴瘤、嗜酸性粒细胞性胃肠炎等单纯通过 EUS 检查进行鉴别诊断是困难的。通过内镜下深咬活检来确诊至关重要。

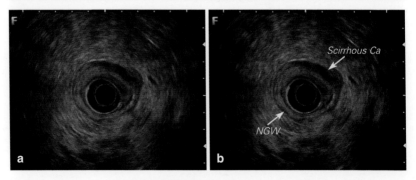

图 5.11　硬癌。(**a**，**b**) 超声内镜影像显示胃壁增厚，不规则低回声在第 3 层 (黏膜下层) 和第 4 层 (固有肌层) 扩展，*Scirrhous Ca*- 硬癌，*NGW*- 正常胃壁

5.4.2 胃溃疡（消化性溃疡）

胃溃疡的超声内镜影像通常表现为胃壁的部分缺损以及由于水肿和纤维化所致的低回声改变。溃疡深度的判断主要取决于低回声改变浸入胃壁的最深层次。EUS 不仅能判断溃疡的深度，还能判断溃疡基底部是否存在血管。

胃消化性溃疡（溃疡累及固有肌层）（图 5.12）。

典型发现
(1) 第 1 至第 3 层缺损；
(2) 胃壁增厚；
(3) 低回声区域（溃疡性改变）扩展至第 4 层低回声层。

误区
通过 EUS 检查来鉴别消化性溃疡和胃癌是困难的。通过内镜下深咬活检来确诊至关重要。

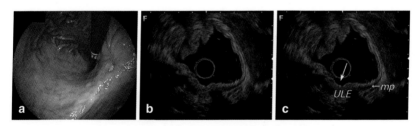

图 5.12 深凹胃溃疡（达固有肌层）。（a）内镜显示胃角部溃疡；（b，c）超声内镜显示第 1 至第 3 层缺损（箭），胃壁增厚，溃疡性低回声区域（ULE）扩展至第 4 层低回声层（mp‒ 固有肌层）

5.4.3 胃恶性淋巴瘤

超声内镜检查主要目的是对胃淋巴瘤治疗前进行分期（浸润深度和淋巴结受到累及）。恶性淋巴瘤通常表现为相对均一的低回声肿瘤。

然而，有时其表现类似硬癌型胃癌为弥漫浸润性生长（弥漫浸润型）。对这类病例进行 EUS–FNA 或深咬活检可获得组织学确诊。

5.4.3.1 表浅扩散型胃恶性淋巴瘤（黏膜下浸润）（图 5.13）

> 典型发现
> （1）第 1 层高回声层光滑；
> （2）第 2 层低回声层增厚及更低回声改变；
> （3）第 3 层高回声层浅层低回声改变；
> （4）第 4 层低回声层完整。

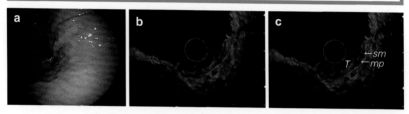

图 5.13　表浅扩散型胃恶性淋巴瘤（黏膜下浸润）。(**a**) 食道胃十二指肠镜显示胃贲门部平坦隆起型（表浅扩散型）恶性淋巴瘤；(**b**, **c**) 超声内镜显示第 1 层高回声层的平滑表面，第 2 层低回声层的增厚和更低回声改变，第 3 层高回声浅层低回声改变，第 4 层低回声层正常（*sm*– 黏膜下层，*mp*– 固有肌层，*T*– 肿瘤）

5.4.3.2 肿块型胃恶性淋巴瘤（浆膜层浸润）（图 5.14）

> 典型发现
> （1）第 1 层高回声层不规则、变薄或消失；
> （2）低回声肿块扩展至第 5 层高回声层。

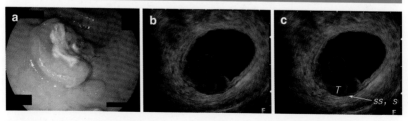

图 5.14　肿块型胃恶性淋巴瘤。(**a**) 内镜影像显示溃疡型胃恶性淋巴瘤；(**b**, **c**) 超声内镜显示低回声肿瘤扩展至第 5 层高回声层（*ss*, *s*– 浆膜下，浆膜层），淋巴瘤浸润打断第 5 层高回声，*T*– 肿瘤

5.4.4 胃黏膜下肿瘤

EUS 对这类疾病检查的主要目的为评估其为黏膜下肿瘤或胃壁外压迫。EUS 能清晰显示胃壁的层次，为准确判断黏膜下肿瘤的起源层次、组织学特征、肿瘤实际大小等提供有用信息，但不能提供最终的组织学诊断（表 5.2）。因此，积极的 EUS-FNA 有助于克服其局限性。

表 5.2　黏膜下肿瘤超声内镜检查的用途与局限性

用途：超声内镜能评估黏膜下肿瘤的如下方面
1. 鉴别壁内或壁外病变
2. 定位起源层次
3. 推测病变的组织学类型（囊肿、脂肪瘤、血管瘤或实体瘤）
4. 测量病变的实际大小
5. 评估病变的血流情况

局限性
基于超声内镜的黏膜下肿瘤的诊断是推测性的，不能代替病理组织学诊断

5.4.4.1 胃间质来源肿瘤（图 5.15）

> **典型发现**
> 与固有肌层有连续性的低回声实体瘤。

> **陷阱**
> EUS 不能取代组织学诊断，如间质瘤、平滑肌瘤、神经鞘瘤等。
> EUS-FNA 是获得组织学诊断的唯一方式。

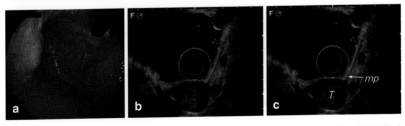

图 5.15　胃间质瘤（EUS-FNA 诊断）。（**a**）食道胃十二指肠镜显示胃体上部黏膜下肿瘤（*黑箭*）；（**b**，**c**）超声内镜显示低回声实性肿瘤（*T*）与第 4 层低回声层保持连续性（*mp-* 固有肌层）

5.4.4.2 胃脂肪瘤（图 5.16）

> **典型发现**
> 肿瘤通常位于第 3 层高回声黏膜下层，呈高回声。

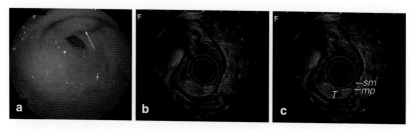

图 5.16　胃脂肪瘤。（**a**）食道胃十二指肠镜显示胃幽门前区黏膜下肿瘤（*箭*）；（**b**，**c**）超声内镜显示第 3 层高回声内的高回声实性肿瘤（*T*）（*sm*- 黏膜下层，*mp*- 固有肌层）

5.4.4.3 胃异位胰腺（图 5.17）

> **典型发现**
> （1）肿瘤通常位于第 3 层黏膜下高回声层；
> （2）肿瘤呈低回声，内部有小囊样结构（扩张导管）；
> （3）有时可观察到固有肌层局部增厚。

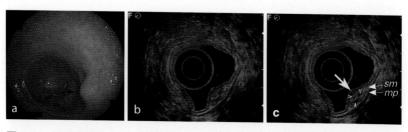

图 5.17　胃异位胰腺。（**a**）食道胃十二指肠镜显示胃窦部黏膜下肿瘤（*黑箭*）；（**b**，**c**）超声内镜显示第 3 层高回声内的低回声实性肿瘤（*大箭*）内可见小囊性成分（*箭头*）（*sm*- 黏膜下层，*mp*- 固有肌层）

5.4.4.4 胃囊肿（图 5.18）

> 典型发现
> （1）肿瘤通常位于第 3 层黏膜下高回声层；
> （2）呈无回声肿块。

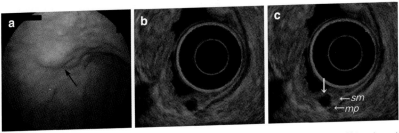

图 5.18 胃囊肿。（**a**）食道胃十二指肠镜显示胃体下部黏膜下肿瘤（*黑箭*）；（**b，c**）超声内镜显示第 3 层高回声内的无回声肿块（*箭*）（*sm-* 黏膜下层，*mp-* 固有肌层）

5.4.4.5 胃壁外脾动脉瘤压迫（图 5.19）

> 典型发现
> （1）局灶扩张的脾动脉瘤压迫正常胃壁；
> （2）脉冲 EUS 显示为动脉血流。

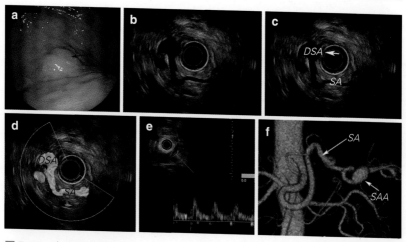

图 5.19　脾动脉瘤胃外压迫。(**a**) 食道胃十二指肠镜显示胃体上部黏膜下隆起 (*箭*)；(**b**，**c**) 超声内镜显示结节状扩张脾动脉（脾动脉瘤）胃外压迫 (*箭*)（*DSA*- 扩张脾动脉，*SA*- 脾动脉）；(**d**) 超声内镜彩色多普勒影像显示结节状扩张脾动脉 内的血流（*DSA*- 扩张脾动脉，*SA*- 脾动脉）；(**e**) 超声内镜脉冲图证实扩张脾动 脉内为动脉血流；(**f**) 三维 CT 揭示为脾动脉瘤（*SAA*），*SA*- 脾动脉

参考文献

[1] Akahoshi K, Misawa T, Fujishima H et al (1991) Preoperative evaluation of gastric cancer by endoscopic ultrasound. Gut 32:479–482.

[2] Aibe T, Takemoto T (1986) A fundamental study of normal layer structure of the gastrointestinal wall visualized by endoscopic ultrasonography. Scand J Gastroenterol Suppl 123:6–15.

[3] Akahoshi K, Misawa T, Fujishima H et al (1992) Regional lymph node metastasis in gastric cancer: evaluation with endoscopic US. Radiology 182:559–564.

[4] Ziegler K, Sanft C, Zimmer T et al (1993) Comparison of computed tomography, endosonography, and intraoperative assessment in TN staging of gastric carcinoma. Gut 34: 604–610.

[5] Habermann CR, Weiss F, Riecken R et al (2004) Preoperative staging of gastric adenocarcinoma: comparison of helical CT and endoscopic US. Radiology 230:465–471.

[6] Caletti G, Ferrari A, Brocchi E et al (1993) Accuracy of endoscopic ultrasonography in diagnosis and staging of gastric cancer and lymphoma. Surgery 113:14–27.

[7] Akahoshi K, Oya M (2010) Gastrointestinal stromal tumor of the stomach: how to manage? World J Gastrointest Endosc 2:271–277.

[8] Fujishima H, Misawa T, Chijiiwa Y et al (1991) Scirrhous carcinoma of the stomach versus hypertrophic gastritis: finding at endoscopic US. Radiology 181:197–200.

[9] Maruoka A, Fujishima H, Misawa T et al (1993) Evaluation of acetic acid-induced gastric ulcers in dogs by endoscopic ultrasonography. Scand J Gastroenterol 28:1055–1061.

[10] Akahoshi K, Chijiiwa Y, Misawa T et al (1993) Confirmation of Dieulafoy's vascular lesion by endoscopic ultrasonography in three cases. Dig Endosc 5:383–390.

[11] Fujishima H, Misawa T, Maruoka A et al (1991) Staging and follow-up of primary gastric lymphoma by endoscopic ultrasonography. Am J Gastroenterol 86:719–724.

[12] Brugge WR (1998) Endoscopic ultrasonography: the current status. Gastroenterology 115:1577–1583.

[13] Higuchi N, Akahoshi K, Honda K et al (2010) Diagnosis of a small splenic artery aneurysm mimicking a gastric submucosal tumor on endoscopic ultrasound. Endoscopy 42(suppl 2): E107–E108, Epub 2010.

直肠肛门的环扫超声内镜检查术

6

Kazuya Akahoshi

6.1 适应证

直肠肛门超声内镜（EUS）检查因其高分辨力成为评估结直肠以及盆腔病变有用的影像学方法，适用于直肠壁内或壁外 3～4 cm 范围内的病变（表 6.1）。

6.2 扫查技巧

在直肠肛门的扫查中，常用带或不带球囊充盈的水充盈法进行检查（图 3.2）。首先，充分吸净直肠内的空气和肠液；然后，将超声内镜置于目标病变的口侧；最后，通过活检孔道向直肠腔内注入 200～300 mL 去汽水。

K. Akahoshi
Department of Gastroenterology, Aso Iizuka Hospital,
Yoshiomachi 3–83, Iizuka city, Fukuoka 820–8505, Japan
e–mail: kakahoshi2@aol.com

K. Akahoshi, A. Bapaye (eds.), *Practical Handbook of Endoscopic Ultrasonography*,
DOI 10.1007/978–4–431–54014–4_6, © Springer 2012

表 6.1　直肠 – 肛门病变环扫超声内镜检查的适应证

直肠癌的分期

直肠黏膜下肿瘤或直肠外压迫的评估

化疗和 / 或放疗后恶性肿瘤的再分期

血管性病变（直肠静脉曲张等）的评估

括约肌形态学评估

直肠外病变（脓肿，瘘等）的评估

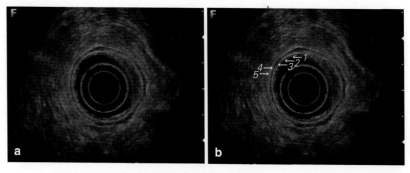

图 6.1　超声内镜显示正常直肠壁 5 层结构。(**a**，**b**) *1*– 第 1 层高回声层，*2*– 第 2 层低回声层（黏膜层），*3*– 第 3 层高回声层（黏膜下层），*4*– 第 4 层低回声层（固有肌层），*5*– 第 5 层高回声层（外膜层或浆膜下和浆膜层）。

6.3　基础解剖

6.3.1　直肠壁

　　水充盈法扫查，正常直肠壁显示为 5 层结构，其与组织学层次能较好地吻合（图 6.1）。第 1 层高回声层和第 2 层低回声层与黏膜层一致；第 3 层高回声层和第 4 层低回声层分别对应黏膜下层和固有肌层；第 5 层高回声层对应外膜层（或浆膜下和浆膜层）。

6.3.2　经直肠（肛门）扫查

　　经直肠 EUS 检查，可以发现男性和女性有明显的解剖学区别。

6.3.2.1　男性

　　在直肠中部（图 6.2），作为地标的膀胱和精囊通常可在显示器上显示；在直肠下部（图 6.3），作为地标的前列腺通常可在显示器上显示；在盆腔底部（图 6.4），作为地标的肛提肌群如耻骨直肠肌、耻骨尾骨肌、尿道括约肌以及尿道球腺通常可在显示器上显示；在肛门部（图 6.5），作为地标的肛门内括约肌和肛门外括约肌通常可在显示器上显示。

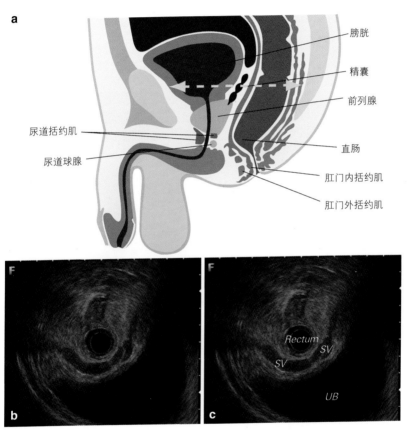

图 6.2　超声内镜显示直肠横切面扫描影像（中部）。（**a**）扫描位置；（**b**）超声内镜影像；（**c**）超声内镜影像缩略词，*Rectum-* 直肠，*SV-* 精囊，*UB-* 膀胱

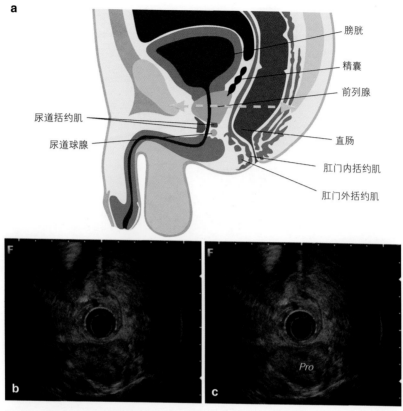

图 6.3　超声内镜显示直肠横切面扫描影像（下部）。（a）扫描位置；（b）超声内镜影像；（c）超声内镜影像缩略词，*Pro*- 前列腺

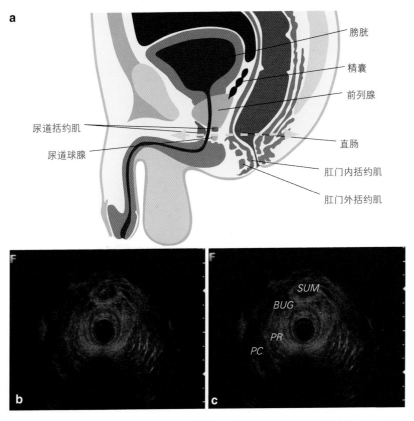

图 6.4　超声内镜显示直肠横切面扫描影像（盆腔底部）。（**a**）扫描位置；（**b**）超声内镜影像；（**c**）超声内镜影像缩略词，*PR–* 耻骨直肠肌，*PC–* 耻骨尾骨肌，*SUM–* 尿道括约肌，*BUG–* 尿道球腺

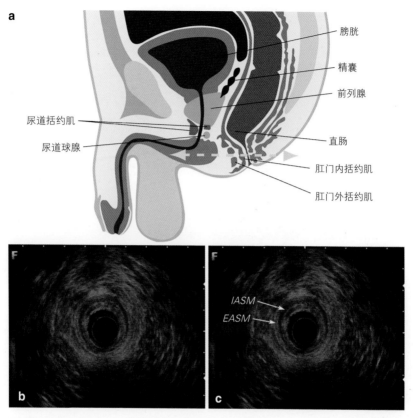

图 6.5　超声内镜显示肛管横切面扫描影像（肛门部）。(**a**) 扫描位置；(**b**) 超声内镜影像；(**c**) 超声内镜影像缩略词，*IASM*-肛门内括约肌，*EASM*-肛门外括约肌

6.3.2.2 女性

在直肠中部（图 6.6），作为地标的膀胱和子宫通常可在显示器上显示；在直肠下部（图 6.7），作为地标的阴道和膀胱通常可在显示器上显示。

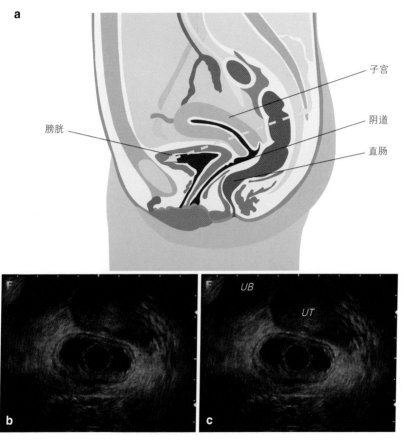

图 6.6　超声内镜显示直肠横切面扫描影像（中部）。（**a**）扫描位置；（**b**）超声内镜影像；（**c**）超声内镜影像缩略词，*UT*– 子宫，*UB*– 膀胱

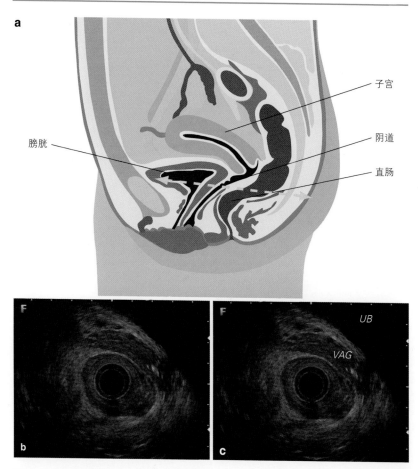

图 6.7　超声内镜显示直肠横切面扫描影像（下部）。（**a**）扫描位置；（**b**）超声内镜影像；（**c**）超声内镜影像缩略词，*VAG*– 阴道，*UB*– 膀胱

6.4 诊断

6.4.1 直肠癌

直肠癌通常表现为低回声肿瘤。浸润深度的判断主要取决于低回声肿瘤浸入直肠壁的最深层次（图 2.3）。目前报道 EUS 检查判断直肠癌 TN 分期的准确性分别为 69%～89%（T 分期）和 64%～76%（N 分期）。

6.4.1.1 T1 期黏膜内癌（图 6.8）

> **典型发现**
> （1）第 1 层高回声层不规则、变薄或消失；
> （2）第 2 层低回声层增厚及更低回声改变；
> （3）第 3 层高回声层完整。

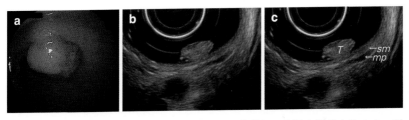

图 6.8 直肠 T1 期黏膜内癌。（**a**）结肠镜显示乙状结肠、直肠交界处小的 0–1sp 型（半蒂型）早期直肠癌；（**b，c**）超声内镜显示第 1 层高回声层不规则，第 2 层低回声层轻度增厚及更低回声改变（*T*– 肿瘤），第 3 层高回声层正常（*sm*– 黏膜下层，*mp*– 固有肌层）

6.4.1.2 T2 期癌（累及固有肌层）（图 6.9）

> 典型发现
> （1）第 1 层高回声层不规则、变薄或消失；
> （2）低回声肿块扩展至第 4 层低回声层；
> （3）第 5 层高回声层完整。

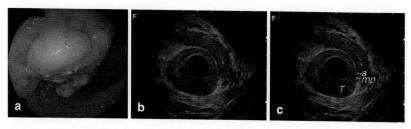

图 6.9   直肠 T2 期癌。（**a**）结肠镜显示隆起型进展期直肠癌；（**b**，**c**）超声内镜显示低回声肿瘤（*T*）扩张至第 4 层低回声层（*mp*– 固有肌层），第 5 层高回声层完整（*a*– 外膜层）

6.4.1.3 T3 期癌（累及浆膜层）（图 6.10）

> 典型发现
> （1）第 1 层高回声层不规则、变薄或消失；
> （2）低回声肿块扩展至第 5 层高回声层。

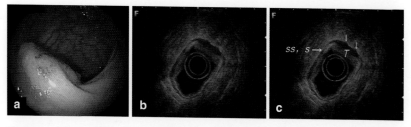

图 6.10   直肠 T3 期癌。（**a**）结肠镜显示 1 型进展期直肠癌；（**b**，**c**）超声内镜显示低回声肿瘤（*T*）扩张至第 5 层高回声层（*ss*，*s*– 浆膜下，浆膜层），第 5 层高回声被癌浸润打断（*箭*）

6.4.1.4 T4 期癌（累及前列腺）（图 6.11）

典型发现
(1) 第 1 层高回声层不规则、变薄或消失；
(2) 低回声肿块扩展至前列腺；
(3) 直肠和前列腺的边界回声被肿瘤回声打断。

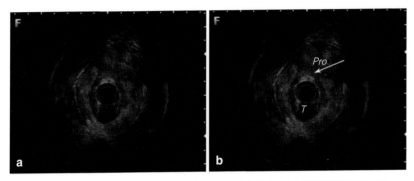

图 6.11 直肠 T4 期癌。(**a, b**) 超声内镜显示低回声肿瘤 (*T*) 扩展至前列腺 (*Pro*)，回声界面被癌浸润打断 (*箭*)

6.4.1.5 直肠癌淋巴结转移 （图 6.12）

> 典型发现
>
> 邻近直肠壁相较于周围组织呈更低回声且边界清晰的圆形或椭圆形结构。

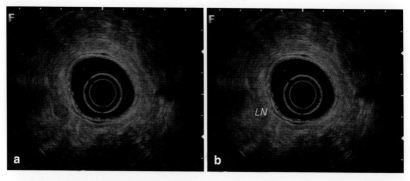

图 6.12　进展期直肠癌直肠周围淋巴结转移。（**a**，**b**）超声内镜显示直肠周围边界清晰的椭圆形低回声肿块，*LN*- 淋巴结

6.4.2 直肠黏膜下肿瘤

6.4.2.1 直肠间质来源肿瘤（图 6.13）

典型发现

与固有肌层有连续性的低回声实性肿瘤。

陷阱

EUS 不能取代组织学诊断，如间质瘤、平滑肌瘤、神经鞘瘤等。EUS-FNA 是获得组织学诊断的唯一方式。

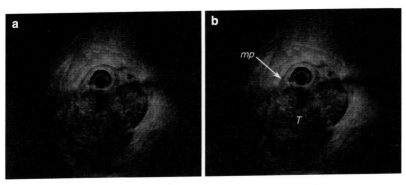

图 6.13 直肠间质瘤（EUS-FNA 诊断）。（**a, b**）超声内镜显示低回声实性肿瘤（*T*）与第 4 层低回声层有连续性（*mp*- 固有肌层）

6.4.2.2 直肠脓肿（图 6.14）

> **典型发现**
> 黏膜下、固有肌层或直肠周围区域低回声肿块。

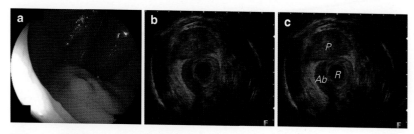

图 6.14　直肠脓肿。（**a**）结肠镜图像显示直肠黏膜下肿瘤样病变；（**b**，**c**）超声内镜显示直肠旁低回声肿块（*Ab*- 脓肿，*Pro*- 前列腺，*R*- 直肠）

6.4.2.3 直肠类癌

直肠是类癌原发频率最高的部位之一。直肠类癌通常表现为低回声肿瘤。浸润深度的判断主要取决于低回声肿瘤浸入直肠壁的最深层次（图 2.3）。直径小于 1 cm 的肿瘤浸润深度多局限于黏膜下层，其转移的风险非常低，内镜下切除或内镜下黏膜剥离一般认为是根治性的。

直肠子宫内膜异位症的激素治疗（图 6.17）

典型发现
(1) 低回声肿块位于第 3 层高回声层和第 4 层低回声层之间；
(2) 低回声肿块有时扩展至直肠阴道膈膜。

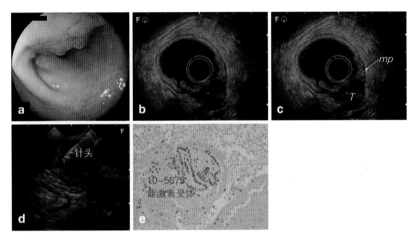

图 6.17 直肠子宫内膜异位症（EUS-FNA 诊断）。（**a**）内镜图片显示直肠黏膜下隆起性病变；（**b**，**c**）超声内镜显示第四层低回声肿块（*T*- 肿瘤，*mp*- 固有肌层），肿块扩展至盆腔；（**d**）超声内镜影像显示 EUS-FNA；（**e**）EUS-FNA 标本显示子宫内膜腺体和基质，子宫内膜腺体雌激素受体轻度阳性

参考文献

[1] Brugge WR (1998) Endoscopic ultrasonography: the current status. Gastroenterology 115:1577–1583.
[2] Akahoshi K, Kondoh A, Nagaie T et al (2000) Preoperative staging of rectal cancer using a 7.5 MHz front-loading US probe. Gastrointest Endosc 52:529–534.
[3] Akasu T, Sugihara K, Moriyama Y et al (1997) Limitations and pitfalls of transrectal ultrasonography for staging of rectal cancer. Dis Colon Rectum 40(10 Suppl 10):S10–S15.
[4] Garcia-Agguilar J, Pollack J, Lee SH et al (2002) Accuracy of endorectal ultrasonography in preoperative staging of rectal tumors. Dis Colon Rectum 45:10–15.
[5] Akahoshi K, Motomura Y, Kubokawa M et al (2009) Endoscopic submucosal dissection of rectal carcinoid tumor using a grasping type scissors forceps. World J Gastroenterol 15:2162–2165.
[6] Chapron C, Dumontier I, Dousset B et al (1998) Results and role of rectal endoscopic ultrasonography for patients with deep pelvic endometriosis. Hum Reprod 13:2266–2270.

[7] Roseau G, Dumontier I, Palazzo L et al (2000) Rectosigmoid endometriosis: endoscopic ultrasound features and clinical implications. Endoscopy 32:525–530.

[8] Pishvaian AC, Ahlawat SK, Garvin D et al (2006) Role of EUS and EUS-guided FNA in the diagnosis of symptomatic rectosigmoid endometriosis. Gastrointest Endosc 63:331–335.

胰腺胆道系统的环扫超声内镜检查术

7

Kazuya Akahoshi

7.1 适应证

经胃和十二指肠，EUS 能评估整个的胰腺，包括胰管以及胰腺邻近器官（血管、胆囊和胆总管）。因此，所有胰胆道疾病均为 EUS 检查的适应证（表 7.1）。

7.2 扫查技巧

胰腺胆道系统环扫超声内镜检查均采用球囊接触法。如图 7.1 所述三步法进行完整的扫查。

K. Akahoshi
Department of Gastroenterology，Aso Iizuka Hospital，
Yoshiomachi 3–83，Iizuka city，Fukuoka 820–8505，Japan
e–mail：kakahoshi2@aol.com

K. Akahoshi，A. Bapaye（eds.），*Practical Handbook of Endoscopic Ultrasonography*，
DOI 10.1007/978–4–431–54014–4_7，© Springer 2012

表 7.1　胰胆疾病环扫超声内镜检查的适应证

胰胆癌的分期
胰腺实性肿块的鉴别诊断
胰腺囊性肿块的鉴别诊断
慢性胰腺炎的诊断与分期
胆囊和胆总管结石的诊断
胆囊息肉病变的鉴别诊断

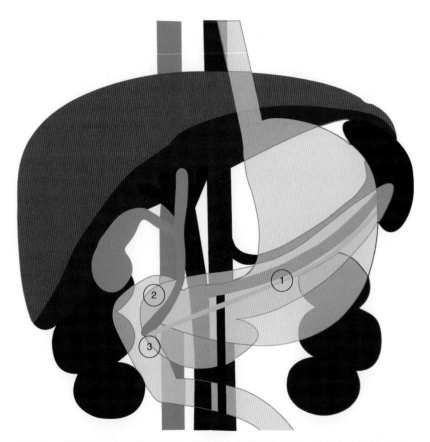

图 7.1　三步法完整扫描胰胆系统：①经胃扫描胰腺体尾部；②经十二指肠球部扫查胰腺头部胆囊和胆总管；③经十二指肠降部扫查胰腺头部、Vater 壶腹部及胆总管

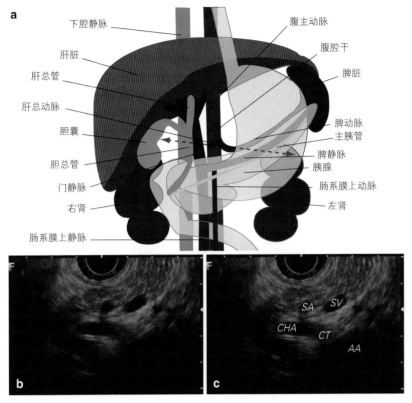

图 7.2 经胃扫查的超声内镜影像（腹腔干水平）。（**a**）扫查位置；（**b**）超声内镜影像；（**c**）超声内镜影像缩略词，*AA*– 腹主动脉，*CT*– 腹腔干，*CHA*– 肝总动脉，*SA*– 脾动脉，*SV*– 脾静脉

7.3 基础解剖

7.3.1 经胃扫查

为了观察整个胰腺体部和尾部，内镜应插入胃体部，球囊内注入 1～7 mL 去汽水。另外，应充分地吸引使胃腔完全塌陷。EUS 扫查应来回推进或退出内镜以找到脾动脉或脾静脉。与经腹超声类似，其影像易于解读。图 7.2～图 7.6 展示了经胃体的 EUS 影像。通过胃体部的 EUS 扫查，可获得胰腺体部、尾部、胰管，以及周围邻近器官和血管，

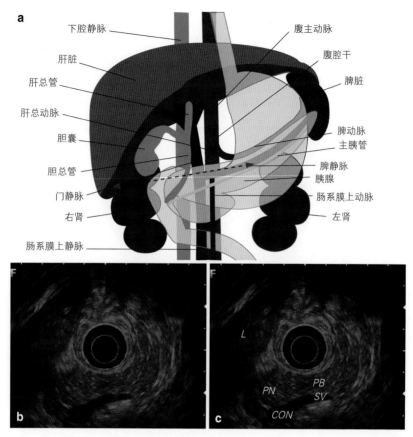

图 7.3 经胃扫查的超声内镜影像（胰腺颈部水平）。（**a**）扫查位置；（**b**）超声内镜影像；（**c**）超声内镜影像缩略词，*L*– 肝脏，*PN*– 胰腺颈部，*CON*– 肠系膜上静脉与门静脉及脾静脉汇流处，*PB*– 胰腺体部，*SV*– 脾静脉

如肝脏、左肾、肾上腺、脾脏和脾动脉、脾静脉的影像，还可获得肠系膜上动脉、腹腔动脉干、肝总动脉横断面的影像。为了尽可能完整地观察胰腺体部和尾部，充分地来回操作以及顺时针、逆时针旋转操作内镜是非常重要的。逆时针旋转并推进内镜的动作可观察到胰腺头侧 EUS 影像，顺时针并回拉内镜的动作可观察到胰腺尾侧 EUS 影像。

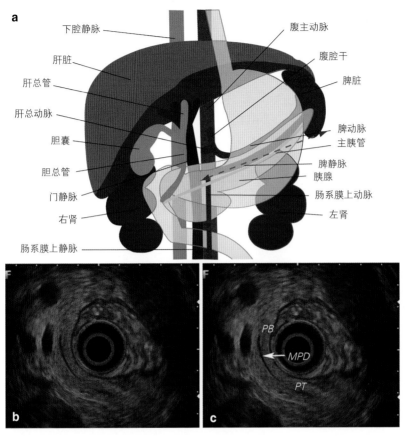

图 7.4 经胃扫查的超声内镜影像（胰腺体尾部水平）。(**a**) 扫查位置；(**b**) 超声内镜影像；(**c**) 超声内镜影像缩略词，*PB*– 胰腺体部，*MPD*– 主胰管，*PT*– 胰腺尾部

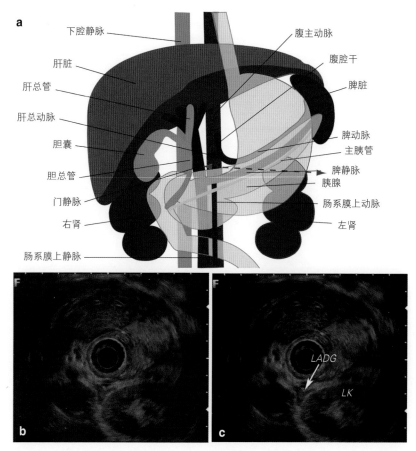

图 7.5　经胃扫查的超声内镜影像（左肾上腺水平）。（**a**）扫查位置；（**b**）超声内镜影像；（**c**）超声内镜影像缩略词，*LADG*- 左肾上腺，*LK*- 左肾

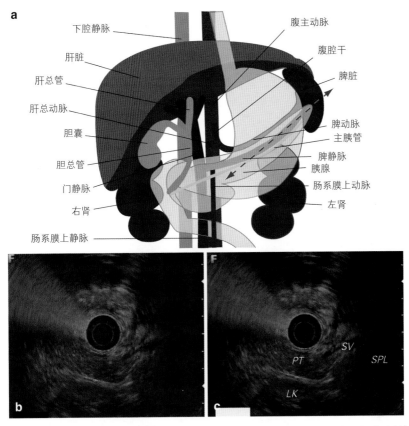

图 7.6 经胃扫查的超声内镜影像（胰腺尾部水平）。（**a**）扫查位置；（**b**）超声内镜影像；（**c**）超声内镜影像缩略词，*PT*–胰腺尾部，*LK*–左肾，*SV*–脾静脉，*SPL*–脾脏

7.3.2　经十二指肠球部扫查

经胃扫查完成后，吸瘪球囊，内镜前视下插入十二指肠球部，球囊注入 2 ~ 4 mL 去汽水，以观察胆囊、胆总管以及胰腺头部。另外，应充分地吸引使十二指肠球部完全塌陷。EUS 扫查应来回推进或退出内镜来探查胆囊、胆总管、门静脉以及胰腺头部。图 7.7 和图 7.8 显示了经十二指肠球部的 EUS 影像。为了尽可能完整地观察胆囊和胆总管，充分地来回操作以及顺时针、逆时针旋转操作内镜是非常重要的。

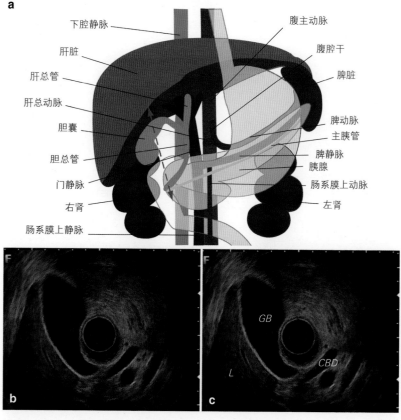

图 7.7　经十二指肠球部扫查的超声内镜影像（胆囊水平）。（**a**）扫查位置；（**b**）超声内镜影像；（**c**）超声内镜影像缩略词，*L*– 肝脏，*GB*– 胆囊，*CBD*– 胆总管

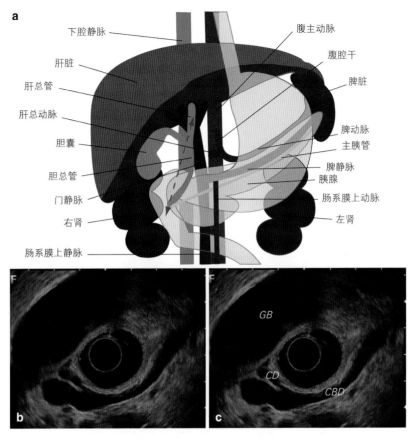

图 7.8 经十二指肠球部扫查的超声内镜影像（胆总管水平）。（**a**）扫查位置；（**b**）超声内镜影像；（**c**）超声内镜影像缩略词，*GB*- 胆囊，*CD*- 胆囊管，*CBD*- 胆总管

7.3.3 经十二指肠降部扫查

经球部扫查完成后，将内镜推进到十二指肠降部（第二部分）。应充分地吸引使十二指肠腔完全塌陷，以观察胆总管、胰腺头部、钩突部。EUS 扫查应来回推进和回拉内镜以使内镜进入十二指肠深部。图7.9 ~ 图 7.11 展示了经十二指肠降部的 EUS 影像。为了尽可能完整地观察胰腺头部、钩突部和胆总管，充分地来回操作以及顺时针、逆时针旋转操作内镜是非常重要的。

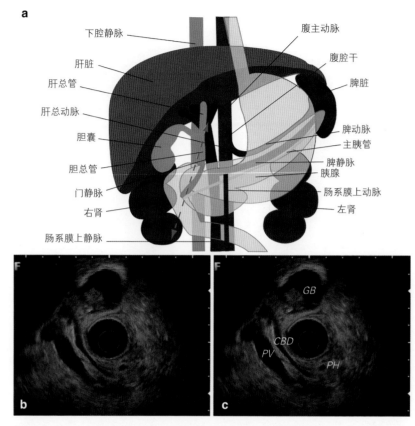

图 7.9　经十二指肠降部扫查的超声内镜影像（十二指肠降部中段水平）。(**a**) 扫查位置；(**b**) 超声内镜影像；(**c**) 超声内镜影像缩略词，*GB*– 胆囊，*PV*– 门静脉，*CBD*– 胆总管，*PH*– 胰腺头部

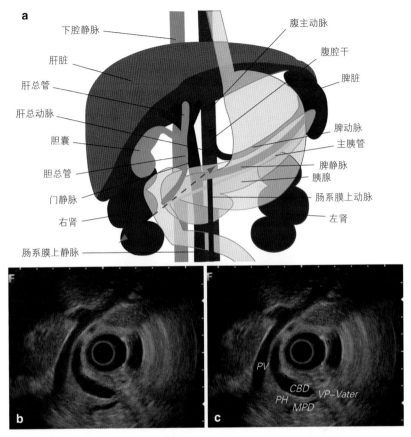

图 7.10 经十二指肠降部扫查的超声内镜影像（十二指肠降部乳头附近水平）。（**a**）扫查位置；（**b**）超声内镜影像；（**c**）超声内镜影像缩略词，*PV-* 门静脉，*CBD-* 胆总管，*PH-* 胰腺头部，*MPD-* 主胰管，*VP-Vater-* 乳头

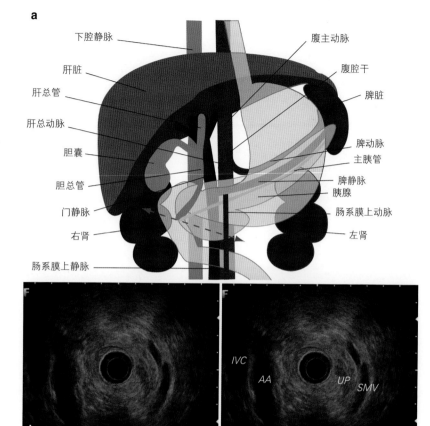

图 7.11　经十二指肠扫查的超声内镜影像（十二指肠降部与水平部交界水平）。(**a**) 扫查位置；(**b**) 超声内镜影像；(**c**) 超声内镜影像缩略词，*IVC*– 下腔静脉，*AA*– 腹主动脉，*UP*– 胰腺钩突部，*SMV*– 肠系膜上静脉

7.4　诊断

7.4.1　胰腺癌

　　胰腺癌发现时多为晚期，早期诊断和准确的术前分期对改善其预后至关重要。胰腺邻近胃和十二指肠，处于 EUS 探查的范围内，其头、颈、体、尾部均能较好地获得影像细节。主胰管能清晰地显示，并能

测量其直径，胰腺实质的回声结构细节也能进行评估。因此，EUS 检查相较于其他影像学检查模式能更加准确地判断肿瘤的部位、淋巴结是否转移以及是否累及血管。目前报道，其肿瘤分期（TNM 分期见表7.2）的准确性为 T 分期 64% ~ 84%、N 分期 50% ~ 74%。不管肿瘤的大小和位置，EUS 检查都有很好的敏感性。肿瘤直径小于 3 cm 时，EUS 测量肿瘤大小的准确性为 90%。但肿瘤直径大于 3 cm 时，其准确性为 30%。估测较大肿瘤大小受制于 EUS 高频换能器的最大穿透能力。因此，当肿瘤直径超过 3 cm 时，应选用 CT 或磁共振成像（MRI）来评估其大小。因其优良的分辨率，EUS 检查能排除癌肿的存在。但是，对于慢性胰腺炎、自身免疫性胰腺炎等所致的炎性肿块，EUS 可能会做出胰腺癌的假阳性诊断。单纯依据其影像来鉴别肿瘤样胰腺炎或胰腺癌的诊断是困难的。EUS-FNA 能提供组织学诊断，因而较好地解决这一问题。

表 7.2 胰腺癌的 TNM 分期

肿瘤（T）	
Tx	原发肿瘤情况不能被评估
T0	无原发肿瘤的证据
T1	原位癌
T2	肿瘤局限于胰腺，≤ 2 cm
T3	肿瘤突破胰腺（即十二指肠、胆道、门静脉或肠系膜上静脉）但未累及腹腔动脉干或肠系膜上动脉
T4	肿瘤累及腹腔动脉干或肠系膜上动脉
区域淋巴结（N）	
Nx	区域淋巴结情况不能被评估
N0	无区域淋巴结转移
N1	有区域淋巴结转移
远处转移（M）	
Mx	远处转移情况不能被评估
M0	无远处转移
M1	有远处转移

7.4.1.1 T1 期胰腺癌（图 7.12）

> 典型发现
> （1）胰腺内小的低回声结节（小于 2 cm）；
> （2）内部回声不均匀；
> （3）边界不规则。

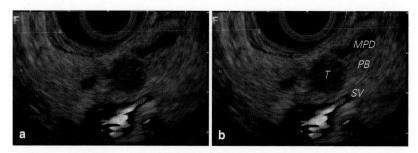

图 7.12　T1 期胰腺癌。(**a，b**) 超声内镜影像显示位于胰腺体部（*PB*）的 10 mm 低回声肿瘤（*T*），脾静脉（*SV*）完整，胰尾侧主胰管（*MPD*）扩张

7.4.1.2 T2 期胰腺癌（图 7.13）

> 典型发现
> （1）胰腺内大的低回声结节（大于 2 cm）；
> （2）内部回声不均匀；
> （3）边界不规则。

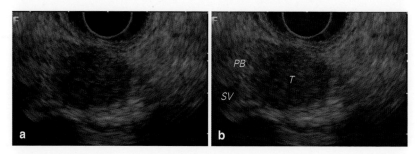

图 7.13　T2 期胰腺癌。(**a，b**) 超声内镜影像显示位于胰腺体部（*PB*）的 29 mm 低回声肿瘤（*T*），脾静脉（*SV*）完整

7.4.1.3 T3 期胰腺癌 （图 7.14）

胰腺癌累及的相关血管能被 EUS 较好地评估。如果未被累及，在整个扫查过程中，应有完整的高回声组织边界来分隔癌肿和血管。如果这一边界回声消失，表明已有浸润累及。肿瘤累及血管的特征性表现见表 7.3。

典型发现
(1) 胰腺内低回声结节；
(2) 内部回声不均匀；
(3) 边界不规则；
(4) 癌与门静脉之间失去回声边界。

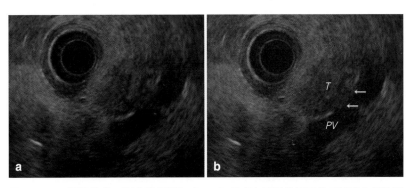

图 7.14 T3 期胰腺癌 （门静脉浸润）。（**a，b**）超声内镜影像显示位于胰腺头部的低回声肿瘤 （*T*），肿瘤与门静脉 （*PV*）界面回声部分被打断 （*箭*）

表 7.3 肿瘤浸润累及血管的内镜超声特征性表现
1. 界面消失
2. 血管壁不规则
3. 血管横断面包绕
4. 血管腔狭小
5. 血管内充盈缺损
6. 血管堵塞
7. 静脉侧支形成

7.4.1.4 T3 期胰腺癌（肿瘤侵犯门静脉）（图 7.15）

> 典型发现
> （1）胰腺头部低回声结节；
> （2）内部回声不均匀；
> （3）边界不规则；
> （4）门静脉内充盈缺损。

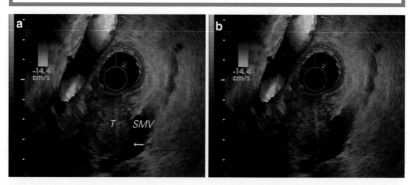

图 7.15 T3 期胰腺癌（门静脉浸润）。（**a**，**b**）彩色多普勒超声内镜影像显示位于胰腺头部的低回声肿瘤（*T*），肿瘤浸润肠系膜上静脉（*SMV*）（*箭*）

7.4.1.5 T3 期胰腺癌的侧支静脉（肿瘤所致脾静脉闭塞）（图 7.16）

> 典型发现
> 胃黏膜下层多条扩张静脉。

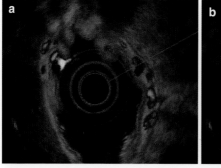
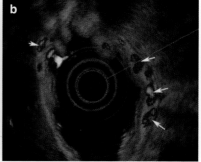

图 7.16 T3 期胰腺癌致胃底静脉曲张（脾静脉堵塞）。（**a**，**b**）彩色多普勒超声内镜影像显示胃黏膜下层多发曲张静脉（*箭*）

7.4.1.6 T3 期胰腺癌（肿瘤直接侵犯胃）（图 7.17）

典型发现

（1）胰腺内局限性低回声结节；

（2）内部回声不均匀；

（3）边界不规则；

（4）癌与胃固有肌层之间失去回声边界。

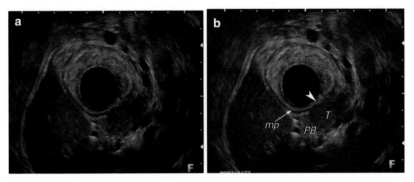

图 7.17　T3 期胰腺癌（直接浸润胃壁）。（**a，b**）超声内镜影像显示胰腺体部（*PB*）低回声肿瘤（*T*）浸润（*箭头*）胃壁固有肌层（*mp*）

7.4.1.7 T4 期胰腺癌（肿瘤侵犯肠系膜上动脉）（图 7.18）

> **典型发现**
> （1）胰腺头部巨大低回声肿块；
> （2）包绕肠系膜上动脉。

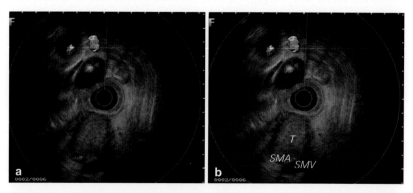

图 7.18　T4 期胰腺癌（肿瘤包绕肠系膜上动脉）。（**a，b**）彩色多普勒超声内镜影像显示肿瘤（*T*）累及肠系膜上动脉（*SMA*）、肠系膜上静脉（*SMV*）

7.4.2　胰腺囊性病变

胰腺囊性病变包括胰腺假性囊肿、先天性囊肿以及囊性肿瘤，如浆液性囊腺瘤、黏液性囊腺瘤或囊腺癌以及导管内乳头状黏液瘤（IPMN）。其他胰腺肿瘤还包括囊性变性的病变，如实性假乳头状瘤、囊性内分泌肿瘤，甚至导管内腺癌。部分胰腺囊性病变有一些特征性的表现。囊性病变内多发直径小于 3 mm 的间隔，也称为微小囊性病变，常提示为浆液性囊腺瘤，EUS 检查准确率为 92%～96%，这一特征不发生于黏液性囊腺瘤。囊性病变内无分隔及实性成分，在胰腺实质内有异常发现的病变常提示为假性囊肿，其敏感性和特异性分别为 94% 和 85%。然而，EUS 检查并不能在所有病例中绝对明确地诊断胰腺囊性病变，或判断其恶性潜能。

7.4.2.1 胰腺浆液性囊性肿瘤（图 7.19）

　　浆液性囊腺瘤是没有明显恶变潜能的囊性肿瘤，常发生于女性，除非患者有症状，一般不需手术切除。

> **典型发现**
> 肿瘤病变内包含多个直径小于 3 mm 的囊性区域，有纤维分隔，呈蜂窝样或海绵样表现。

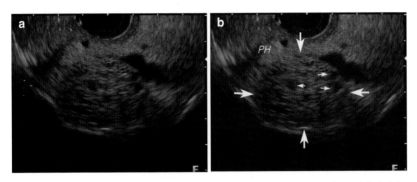

图 7.19　超声内镜显示胰腺浆液性囊性肿瘤。（**a，b**）超声内镜影像显示胰腺头部（*PH*）多囊性肿瘤（*大箭*），肿瘤内部可见多发小囊性空隙及纤维分隔（*小箭*），类似海绵样外观

7.4.2.2 胰腺导管内乳头状黏液瘤（IPMN）

　　胰腺导管内乳头状黏液瘤（IPMN）是由于导管内产黏液肿瘤上皮细胞生长并分泌黏液，导致主胰管或分支胰管囊性扩张，其分型为主胰管型、分支胰管型以及混合型。分支胰管的囊性扩张表现与胰腺囊肿类似，然而囊肿是否与胰管有交通可作为鉴别胰腺导管内乳头状黏液瘤（IPMN）和黏液性囊性肿瘤（MCN）的依据，一般黏液性囊性肿瘤与胰管无典型的交通。主胰管型和混合型 IPMN 有高度的恶变潜能，因而需切除治疗。另一方面，就目前而言发病率低的分支胰管型多表现为良性，其恶变潜能风险低。分支胰管型 IPMN 的自然病程仍然未知，如果没有国际共识准则的外科切除适应证如有症状、大于 3 cm、囊壁结节、细胞学检查可疑恶性，定期保守随访观察是可接受的选择。

低风险组分支胰管型 IPMN（图 7.20）

典型发现
（1）胰腺内扩张的分支胰管（多分叶状囊性肿块）；
（2）囊性肿块小于 3 cm；
（3）没有实性成分（壁结节）。

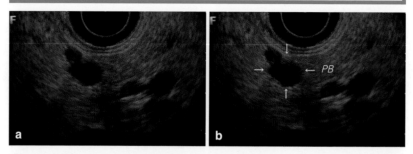

图 7.20　超声内镜影像显示低危险组分支胰管型 IPMN。（**a**，**b**）超声内镜显示胰腺体部（*PB*）2.5 cm 大小多分叶囊性肿瘤（*箭*），囊性肿块内未见实性成分

高风险组分支胰管型 IPMN（图 7.21）

典型发现
（1）胰腺内扩张的分支胰管（多分叶状囊性肿块）；
（2）囊性肿块大于 3 cm；
（3）有实性成分（壁结节）。

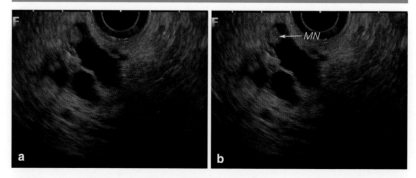

图 7.21　超声内镜影像显示高危险组分支胰管型 IPMN。（**a**，**b**）超声内镜显示胰腺体部 3.5 cm 大小多分叶囊性肿瘤，囊性肿块内可见实性成分（8 mm 的 *MN–* 壁结节）

7.4.2.3 胰腺淋巴上皮性囊肿（图 7.22）

胰腺淋巴上皮性囊肿相当少见，是一类良性、非肿瘤性囊肿，在放射影像学上表现类似于实体瘤或囊性肿瘤。EUS 检查其主要表现为实性，多分叶或小囊性。组织学上，这种病变表现为成排的鳞状上皮细胞，其外被带有凸起小囊的密集淋巴细胞包绕。其一般为良性，如有症状，可外科切除。

> 典型发现
> 源于胰腺的低回声实性肿块。

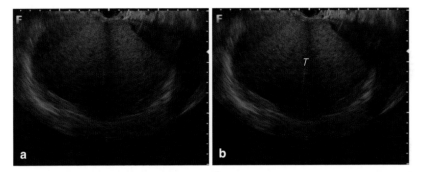

图 7.22 超声内镜影像显示胰腺淋巴上皮性囊肿。（**a，b**）超声内镜显示源于胰腺体部 14 cm 大小边界清晰的低回声实性肿瘤（*T*）

7.4.2.4 胰腺假性囊肿（图 7.23）

胰腺假性囊肿是急慢性胰腺炎或者胰腺损伤的结果。其 EUS 的影像常缺乏分隔及壁结节，但常可观察到内部有残余物。

> **典型发现**
> （1）胰腺内单腔囊；
> （2）没有分隔及壁结节；
> （3）内部残余物常可见。

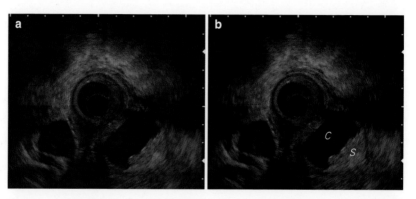

图 7.23 超声内镜影像显示胰腺假性囊肿。（**a**，**b**）超声内镜显示 4 cm 大小单叶囊肿（*C*），内含泥浆样内容物（*S*），无分隔及壁结节

7.4.3 慢性胰腺炎

慢性胰腺炎的定义：随着胰腺炎症和纤维化的发展，导致不同程度的胰腺外分泌和内分泌功能损伤的一种不可逆的胰腺实质破坏。目前，EUS 检查已经成为最敏感的胰腺影像学诊断检查。在传统的影像学如经腹超声、CT 等检查和胰腺功能检测发现任何异常之前，EUS 检查已经能发现胰腺结构的细微变化。EUS 诊断慢性胰腺炎是基于国际工作组所用最小标准术语所描述的胰管和胰实质形态学标准（表 7.4）。基于上述标准的异常发现越多，诊断慢性胰腺炎的可能性越大。EUS 对大于 5 条标准的阳性诊断和小于 2 条标准的阴性诊断是非常可靠的。

表 7.4 慢性胰腺炎的超声内镜标准及其相应组织学

超声内镜标准	相应组织学
实质异常	
高回声点	点状纤维化
高回声条带	桥状纤维化
小叶轮廓	小叶间纤维化
囊肿	囊肿或假性囊肿
胰管异常	
主胰管扩张	>3 mm（胰头），>2 mm（胰体），>1 mm（胰尾）
胰管不规则	点状扩张/狭窄
高回声边界	胰管周围纤维化
可见的胰管分支	胰管侧支扩张
结石	钙化结石

> **陷阱（鉴别诊断慢性胰腺炎和其他疾病）**
> 在慢性胰腺炎的早期，缺乏组织学、形态学以及功能学的异常，其他非炎症原因如高龄和吸烟所致的纤维化可能导致诊断的混淆。

7.4.3.1 慢性胰腺炎（点状高回声）(图 7.24)

> **典型发现**
> 胰腺实质内清晰的小点样反射体。

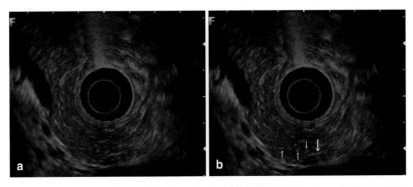

图 7.24 超声内镜影像显示慢性胰腺炎（高回声点及回声带）。(**a，b**) 超声内镜显示胰腺体部高回声点（*小箭*）及回声带（*大箭*）

7.4.3.2 慢性胰腺炎（条带样高回声）（图 7.25）

典型发现
胰腺实质内小条带状高回声结构。

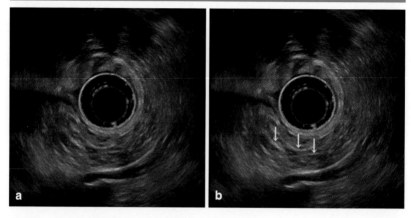

图 7.25 超声内镜影像显示慢性胰腺炎（高回声带）。(**a，b**) 超声内镜显示胰腺体部回声带样结构（*箭*）

7.4.3.3 慢性胰腺炎（小叶状轮廓）（图 7.26）

典型发现
胰腺实质内被条带状回声源分隔的小叶状圆形均匀区域。

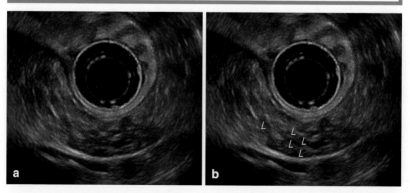

图 7.26 超声内镜影像显示慢性胰腺炎（小叶状轮廓）。(**a，b**) 超声内镜显示胰腺体部高回声带形成小叶（*L*）

7.4.3.4 慢性胰腺炎（钙化性结石）(图 7.27)

典型发现
胰管内带声影的强回声病变。

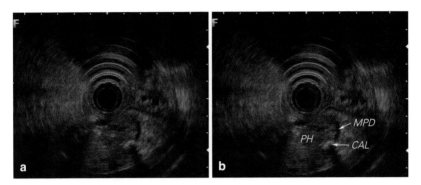

图 7.27 超声内镜影像显示慢性胰腺炎（钙化性结石）。(**a，b**) 超声内镜显示胰腺头部（*PH*）带声影的强回声，*MPD*- 主胰管，*CAL*- 结石

7.4.3.5 慢性胰腺炎（高回声的胰管边界）(图 7.28)

典型发现
主胰管双侧边界高回声。

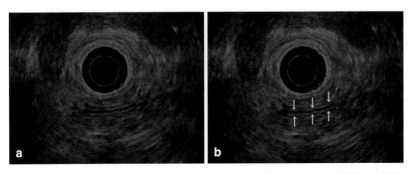

图 7.28 超声内镜影像显示慢性胰腺炎（高回声管壁）。(**a，b**) 超声内镜显示胰腺体部主胰管管壁高回声（*箭*）

7.4.3.6 慢性胰腺炎（主胰管扩张）（图 7.29）

> **典型发现**
>
> 主胰管扩张 （胰头 >3 mm，胰体 >2 mm，胰尾 >1 mm）。

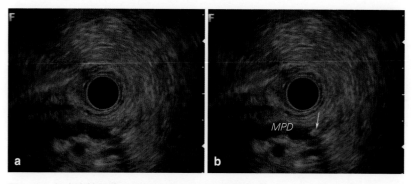

图 7.29　超声内镜影像显示慢性胰腺炎 （主胰管扩张）。（**a**，**b**）超声内镜显示主胰管 （*MPD*）不规则扩张 （6 mm），以及胰腺体部带声影的强回声 （*箭*）

7.4.4 胆道疾病

7.4.4.1 胆总管结石 （图 7.30）

　　EUS 检查通常能发现胆总管结石，而不论结石的大小和有无胆管的扩张。EUS 检查诊断结石的敏感性为 84% ～ 100%，优于经腹超声（20% ～ 25%）和 CT（20% ～ 75%）。许多研究报告显示，EUS 与内镜逆行胰胆管造影（ERCP）诊断胆总管结石有相似的准确率，二者均大于90%。对于可疑胆总管结石的患者，EUS 比 ERCP 检查更安全，费用更低。

> 典型发现
> 胆总管内带声影的强回声病变。

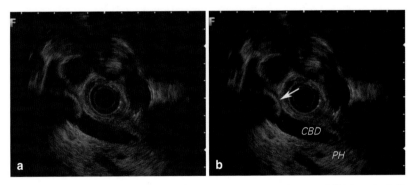

图 7.30　超声内镜影像显示胆总管结石。（**a**，**b**）超声内镜显示胆总管（*CBD*）内带声影的强回声，*PH–* 胰腺头部

7.4.4.2 胆总管癌

胆总管癌的典型 EUS 影像为低回声肿块，其肿瘤分期是基于 TN 分期系统（表 7.5）。诊断准确率据报道分别为 T 分期 72% ~ 81%、N 分期 61% ~ 81%。

胆总管癌 T3 期（侵犯胰腺）（图 7.31）

典型发现
（1）胆总管内低回声肿块；
（2）内部回声不均匀；
（3）边界不规则。

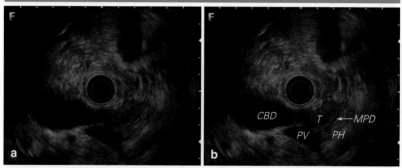

图 7.31　超声内镜影像显示 T3 期胆总管癌。（**a，b**）超声内镜显示胆总管（*CBD*）下段低回声肿瘤（*T*）、胆总管上段扩张、门静脉（*PV*）完整，肿瘤浸润胰腺头部（*PH*），胰腺头部主胰管（*MPD*）不扩张

表 7.5　胆道癌的 TN 分期

肿瘤（T）	
Tx	原发肿瘤情况不能被评估
T0	无原发肿瘤的证据
Tis	原位癌
T1	组织学上肿瘤局限于胆管
T2	肿瘤浸润突破胆管壁
T3	肿瘤浸润肝脏、胆囊、胰腺和/或门静脉双侧分支（右或左），或肝动脉（右或左）
T4	肿瘤浸润下列任意位置：门静脉主干或其双侧分支，肝总动脉或其他相邻结构比如结肠、胃、十二指肠或腹壁
区域淋巴结（N）	
Nx	区域淋巴结情况不能被评估
N0	无区域淋巴结转移
N1	有区域淋巴结转移

7.4.4.3 胆囊癌

EUS 探查胆囊的准确性优于经腹超声（US），是因为其扫描频率（7.5 ~ 12 MHz）比经腹超声频率（3.5 MHz）高，且其经腔内超声路径可以避开肠道气体的干扰。在鉴别诊断胆囊内息肉样病变和胆囊癌时，先前的研究表明，EUS 检查（敏感性 92%，特异性 88%）优于经腹超声（敏感性 54%，特异性 54%）。EUS 检查也可应用于胆囊癌的 UICC TN 分期（表 7.6）。胆囊壁表现为 3 层结构：第 1 层界面和黏膜层高回声；第 2 层肌层低回声；第 3 层浆膜层高回声。EUS 能通过胆囊壁的层次结构判断肿瘤的浸润深度。有报道认为其 TN 分期的准确性分别为 76.9%（T 分期）和 89.7%（N 分期）。

表 7.6 胆囊癌的 TN 分期

肿瘤（T）	
Tx	原发肿瘤情况不能被评估
T0	无原发肿瘤的证据
Tis	原位癌
T1	肿瘤浸润黏膜固有层或肌层
T1a	肿瘤浸润黏膜固有层
T1b	肿瘤浸润黏膜肌层
T2	肿瘤浸润肌周结缔组织但未突破浆膜层或浸入肝脏
T3	肿瘤穿透浆膜层（脏层腹膜）和 / 或直接浸润肝脏和 / 其他邻近器官或结构，如胃、十二指肠、结肠、胰腺、网膜、肝外胆管
T4	肿瘤浸润门静脉主干或肝动脉，或浸润两处或多处肝外器官或结构
区域淋巴结（N）	
Nx	区域淋巴结情况不能被评估
T0	无区域淋巴结转移
T1	有区域淋巴结转移

胆囊 T1b 期癌（肌层）（图 7.32）

典型发现
(1) 第 1 层高回声层不规则；
(2) 第 2 层低回声层增厚；
(3) 第 3 层高回声层完整；
(4) 内部回声不均匀。

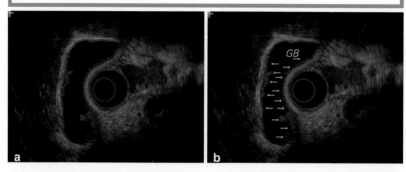

图 7.32 超声内镜影像显示 T1 期胆囊癌。(a, b) 超声内镜显示胆囊 (*GB*) 内广基平坦不均匀低回声肿瘤（箭），第 1 层高回声层不规则，第 2 层低回声层增厚，第 3 层高回声层完整

胆囊 T3 期癌（直接侵犯肝脏）（图 7.33）

典型发现
(1) 胆囊内低回声肿块；
(2) 内部回声不均匀；
(3) 边界不规则；
(4) 低回声肿块打断边界回声。

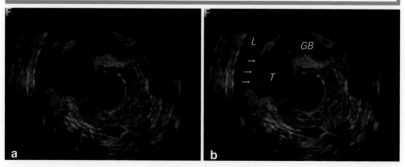

图 7.33 超声内镜影像显示 T3 期胆囊癌（直接浸润肝脏）。(a, b) 超声内镜显示胆囊 (*GB*) 内低回声肿瘤 (*T*)，胆囊肿瘤与肝脏 (*L*) 之间失去正常界面（直接浸润）

胆囊 T3 期癌（直接侵犯十二指肠）（图 7.34）

典型发现

（1）胆囊内低回声肿块；

（2）内部回声不均匀；

（3）边界不规则；

（4）低回声肿块打断十二指肠和胆囊的边界回声。

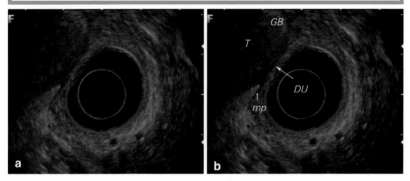

图 7.34 超声内镜影像显示 T3 期胆囊癌（直接浸润十二指肠）。（**a，b**）超声内镜显示胆囊（*GB*）内低回声肿瘤（*T*），胆囊肿瘤与十二指肠（*DU*）之间失去正常界面（直接浸润十二指肠），*mp*- 固有肌层

胆囊 T3 期癌淋巴结转移（图 7.35）

典型发现

邻近脾动脉相较于周围组织呈更低回声且边界清晰的圆形或椭圆形结构。

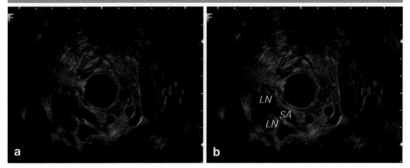

图 7.35 超声内镜影像显示脾动脉周围淋巴结转移。（**a，b**）超声内镜显示脾动脉（*SA*）周围边界清晰的椭圆形低回声肿块，*LN*- 淋巴结

7.4.4.4 胆囊结石（图 7.36）

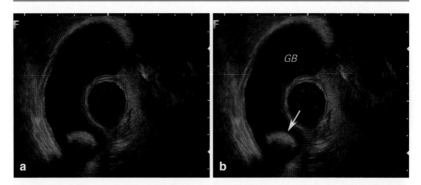

图 7.36　超声内镜影像显示胆囊结石。（**a**，**b**）超声内镜显示胆囊（*GB*）内带声影的强回声（*箭*）

7.4.4.5 胆囊腺肌症（图 7.37）

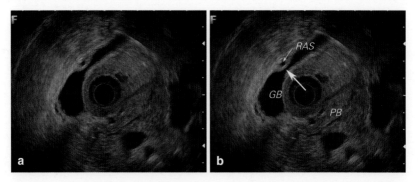

图 7.37　超声内镜影像显示胆囊腺肌症。（**a**，**b**）超声内镜显示胆囊（*GB*）局部壁增厚（*大箭*），病变内含小囊性成分（对应扩张的 *RAS*- 罗 - 阿窦），*PB*- 胰腺体部

7.4.4.6 胆囊胆固醇性息肉（图 7.38）

> **典型发现**
> （1）胆囊息肉呈高回声；
> （2）带蒂或半带蒂息肉；
> （3）息肉通常小于 1 cm；
> （4）多发息肉。

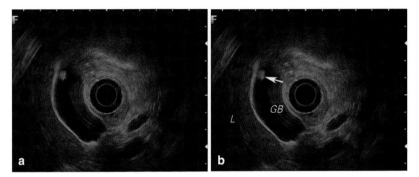

图 7.38 超声内镜影像显示胆囊息肉。（**a**，**b**）超声内镜显示胆囊（*GB*）内半蒂高回声息肉（*大箭*），息肉大小 7 mm（小于 1 cm），*L*– 肝脏

参考文献

[1] Akahoshi K, Harada N, Nawata H (2003) The current state of endoscopic ultrasonography. In: Pandalai SG (ed) Recent research developments in radiology. Transworld Research Network, Trivandrum, pp 1–37.

[2] Greene F, Page D, Fleming I, et al. (eds) (2002) In: AJCC cancer staging manual, 6th edn. Springer, New York.

[3] Akahoshi K, Chijiiwa Y, Nakano I et al (1998) Diagnosis and staging of pancreatic cancer by endoscopic ultrasonography. Br J Radiol 71:492–496.

[4] Müller MF, MeyenbergerC BP et al (1994) Pancreatic tumors: evaluation with endoscopic US, CT, and MR imaging. Radiology 190:745–751.

[5] Tio TL, Tytgut GNJ, Cikot RJLM et al (1990) Ampullopancreatic carcinoma: preoperative TNM classification with endosonography. Radiology 175:455–461.

[6] Tio TL, Sie LH, Kallimanis G et al (1996) Staging of ampullary and pancreatic carcinoma: comparison between endosonography and surgery. Gastrointest Endosc 44:706–713.

[7] Wittmann J, Kocjan G, Sqouros SN et al (2006) Endoscopic ultrasound-guided tissue sampling by combined fine needle aspiration and trucut needle biopsy: a prospective study. Cytopathology 17:27–33.

[8] Mallery S, Gupta K (2009) Diagnosis and staging of solid pancreatic neoplasms. In: Gress F, Savides T (eds) Endoscopic ultrasonography. Wiley, West Sussex.

[9] Brugge WR (1995) Pancreatic cancer staging. Endoscopic ultrasonography criteria for vascular invasion. Gastrointest Endosc Clin N Am 5:742–753.

[10]Rösch T, Dittler HJ, Strobel K et al (2000) Endoscopic ultrasound criteria for vascular invasion in the staging of cancer of the head of the pancreas: a blind reevaluation of videotapes. Gastrointest Endosc 52:469–477.

[11]Jacobson BC, Baron TH, Adler DG et al (2005) The role of endoscopy in the diagnosis and the management of cystic lesions and inflammatory fluid collections of the pancreas. Gastrointest Endosc 61:363–370.

[12]Hamilton SR, Aaltonen LA (2000) Pathology and genetics of tumours of the digestive system. In: Kleihues P, Sobin LH (eds) World Health Organization classification of tumours. IARC, Lyon.

[13]Koito K, Namieno T, Nagakawa T et al (1997) Solitary cystic tumor of the pancreas: EUS-pathologic correlation. Gastrointest Endosc 45:268–276.

[14]O'Toole D, Palazzo L, Hammel P et al (2004) Macrocystic pancreatic cystadenoma: the role of EUS and cyst fluid analysis in distinguishing mucinous and serous lesions. Gastrointest Endosc 59:823–829.

[15]Song MH, Lee SK, Kim MH et al (2003) EUS in the evaluation of pancreatic cystic lesions. Gastrointest Endosc 57:891–896.

[16]McGrath K (2009) EUS for pancreatic cysts. In: Gress F, Savides T (eds) Endoscopic ultra-sonography. Wiley, West Sussex.

[17]Tanaka M, Chari S, Adsay V et al (2006) International consensus guide-lines for management of intraductal papillary mucinous neoplasms and mucinous cystic neoplasms of the pancreas. Pancreatology 6:17–32.

[18]Adsay NV, Hasteh F, Cheng JD et al (2002) Lymphoepithelial cysts of the pancreas: a report of 12 case and a review of the literature. Mod Pathol 15:492–501.

[19]Steer ML, Waxman I, Freedman S (1995) Chronic pancreatitis. N Eng J Med 332:1482–1490.

[20]Raimondo M, Wallace MB (2004) Diagnosis of early chronic pancreatitis by endoscopic ultra-sound. Are we there yet? JOP 5:1–7.

[21]Gardner TB, Levy MJ (2010) EUS diagnosis of chronic pancreatitis. Gastrointest Endosc 71: 1280–1289.

[22]Sahai AV (2002) EUS and chronic pancreatitis. Gastrointest Endosc 56:S76–S81.

[23]Adler DG, Baron TH, Davila RE et al (2005) ASGE guideline: the role of ERCP in diseases of the biliary tract and the pancreas. Gastrointest Endosc 62:1–8.

[24]Amouyal P, Amouyal G, Levy P et al (1994) Diagnosis of choledocholithiasis by endoscopic ultrasonography. Gastroenterology 106:1062–1067.

[25]Canto MI, Chak A, Stellato T et al (1998) Endoscopic ultrasonography versus cholangiogra-phy for the diagnosis of choledocholithiasis. Gastrointest Endosc 47:439–448.

[26]de Ledinghen V, Lecesne R, Raymond JM et al (1999) Diagnosis of choledocholithiasis: EUS or magnetic resonance cholangiography? A prospective controlled study. Gastrointest Endosc 49:26–71.

[27]Qilian ZWN, Lando Z, Jinyu L (1996) Endoscopic ultrasonography assessment in preoperative staging for carcinoma of ampulla of Vater and extrahepatic bile duct. Chin Med J 109: 622–625.

[28]Mukai H, Nakajima M, Yasuda K et al (1992) Evaluation of endoscopic ultrasonography in the pre-operative staging of carcinoma of the ampulla of Vater and common bile duct. Gastrointest Endosc 38:676–683.

[29]Azuma T, Yoshikawa T, Araida T et al (2001) Differential diagnosis of polypoid lesions of the gallbladder by endoscopic ultrasonography. Am J Surg 181:65–70.

[30]Mitake M, Nakazawa S, Naitoh Y et al (1990) Endoscopic ultrasonography in diagnosis of the extent of gallbladder carcinoma. Gastrointest Endosc 36:562–566.

第四部分

线扫超声内镜检查术

线扫超声内镜的基本扫查技术

8

Amol Bapaye，Advay Aher

8.1　线扫超声内镜

　　EG-530UT 线扫超声内镜侧面有一曲面换能器，能提供 120° 切面超声侧面视野。工作钳道开口于换能器上方，器械（通常为穿刺针）在超声视野中可见，这允许 EUS 介导的穿刺活检和介入治疗的操作。钳道内径 3.8 mm，允许最大直径 10 Fr 的器械进入内镜。

A. Bapaye，M. D.（M. S.）（✉）
Department of Digestive Diseases and Endoscopy
Deenanath Mangeshkar Hospital and Research Center，
Erandwane，Pune 411004，Maharashtra，India
e-mail：amolbapaye@gmail.com

A. Aher
Clinical Research Fellow，Department of Digestive Diseases and Endoscopy，
Deenanath Mangeshkar Hospital and Research Center，
Erandwane，Pune 411004，Maharashtra，India

K. Akahoshi，A. Bapaye（eds.），*Practical Handbook of Endoscopic Ultrasonography*，
DOI 10.1007/978-4-431-54014-4_8，© Springer 2012

119

8.2　技术

8.2.1　装备和内镜室设备

(1) 在内镜头端安装球囊，注满去汽水以排出内部空气。EG-530UT2 线扫超声内镜也可不带球囊操作。

(2) 超声键盘应放在内镜医生右手侧方便的地方。

(3) 超声显示器应靠近内镜显示器。

8.2.2　患者准备

(1) 与胃镜标准相同。

(2) 签署知情同意书。

(3) 禁食 6 h。

(4) 清醒镇静，可静脉内注射咪唑安定和丁丙诺啡，也可代替使用丙泊酚；减少肠蠕动的胆碱能药物有帮助。

(5) 操作过程全程监测脉氧。

(6) 在进行 EUS 检查之前，对食道癌和 / 或有吞咽困难的患者行胃镜检查，以评估食道腔直径；如有必要，可对狭窄处行扩张治疗至内径 15 mm，以使超声内镜顺利通过。

(7) 拟行介入手术的患者，术前凝血功能应正常。

(8) 其他有特殊准备需求的特殊操作在其他章节均有讨论。

8.2.3　线扫超声内镜的操作原则

(1) 线扫超声内镜提供侧面视野，要完成 360° 扫查，必须缓慢顺时针或逆时针方向旋转内镜。

(2) 当需要额外的声学耦合时，可选用球囊充盈法；少许的球囊充盈可预防邻近结构的压迫以提供更好的视野。

(3) 扫查前应充分地吸引腔道使其塌陷。

(4) 一般使用扫描频率为 7.5 MHz；为增加扫描深度，可选用更低的 5 MHz 频率，或为了扫查壁层次结构而选用更高的 10/12 MHz 的频率。

（5）EUS 影像的屏幕定位——显示器的右侧对应患者头侧，而左侧对应患者肛侧。本书线扫超声内镜影像的描述均按此标准。

（6）当有疑问，可使用多普勒功能鉴别血管或导管结构。

（7）EUS 解剖是可变的；为描述方便，本书对标准位置和标准结构的影像表现进行了表述；在实践中，正常解剖和影像表现是可变的，需注意与病变进行鉴别。

（8）学习操作 EUS 有 3 个方面：①鉴别解剖地标和不同结构；②鉴别正常与异常结构；③基于内镜、超声内镜的影像表现和临床印象建立诊断。

（9）一般而言，血管结构可为实体器官检查提供引导。

（10）尽最大可视范围跟踪管状结构。

（11）在纵隔 EUS 检查中，为保持正确方向，应跟踪扫查降主动脉这一主要地标。

（12）在腹部 EUS 检查中，可将腹主动脉和门静脉垂直轴和胰腺横断轴作为主要地标。

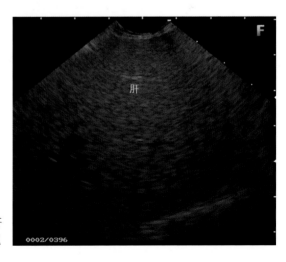

图 8.1 超声内镜显示肝实质的正常匀质回声外观

图 8.2　线性超声内镜显示低回声胰腺肿瘤外观

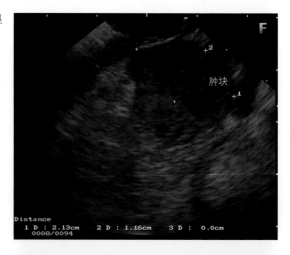

图 8.3　超声内镜显示胆囊（*GB*）内高回声结石（*CAL*）及后方声影

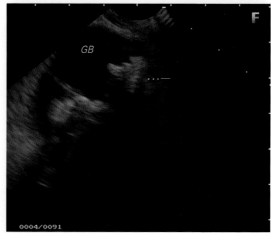

8.2.4　标准线扫 EUS 的影像和术语

　　EUS 影像是被检查器官的回声信号影像，不同的器官因其对超声的不同声阻抗而提供不同的信号强度。一般而言，越坚硬致密的组织，回声信号越强，因而影像越亮；同理，柔软组织或液体，其影像越暗或为黑色。基于这些特征，EUS 影像分为等回声（与周围正常组织相同，如正常肝脏，见图 8.1）、低回声（比周围组织稍黑，如恶性肿瘤，

图8.4　超声内镜显示单
纯胰腺囊肿无回声外观

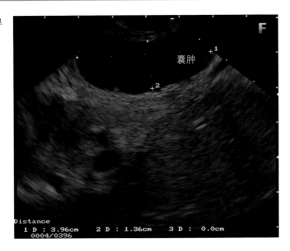

见图8.2)、高回声（比周围组织更亮，如结石、钙化或脂肪，见图8.3)
和无回声（无信号的黑色影像，如液体充盈的囊肿、胆囊、血管结构，
见图8.4)。血管结构内的多普勒信号依赖于其内的血流。结石完全反射
信号，超声不能透过，因而在其后方产生声影。

食道和纵隔的线扫超声内镜检查术 9

Amol Bapaye，Advay Aher

　　食道是管状器官，通常使用环扫超声内镜检查；线扫超声内镜检查食道和纵隔同样有效。如果计划进行介入操作，则必须选用线扫超声内镜。

9.1　适应证

- ◆ 食道癌分期；
- ◆ 肺癌分期；
- ◆ 食道黏膜下肿瘤；
- ◆ 后纵隔肿大淋巴结；
- ◆ 后纵隔肿块和囊性病变。

A. Bapaye，M. D.（M. S.）（⊠）
Department of Digestive Diseases and Endoscopy，Deenanath Mangeshkar
Hospital and Research Center，
Erandwane，Pune 411004，Maharashtra，India
e-mail：amolbapaye@gmail.com

A. Aher
Clinical Research Fellow，Department of Digestive Diseases and Endoscopy，
Deenanath Mangeshkar Hospital and Research Center，
Erandwane，Pune 411004，Maharashtra，India

K. Akahoshi，A. Bapaye（eds.），*Practical Handbook of Endoscopic Ultrasonography*，
DOI 10.1007/978-4-431-54014-4_9，© Springer 2012

9.2   操作技巧

将内镜插入到胃、食管交界处，距门齿约 40 cm，由下往上开始扫查。初学者在内镜下找到齿状线是有帮助的。吸空胃腔，为了较好地与黏膜进行声学耦合，应轻度充盈球囊。纵隔和食道的疾病常常越过横膈进入腹腔，因而必须扫查这一区域。

图 9.1   线性超声内镜显示降主动脉，动脉后壁可见脊柱反射，动脉壁呈高回声

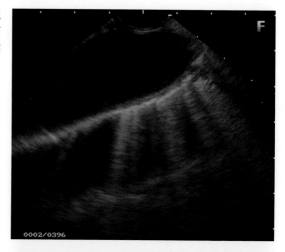

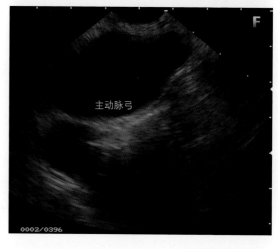

图 9.2   线性超声内镜显示 24 cm 处主动脉弓横切面

图 9.3 线性超声内镜显示主动脉（AO）– 肺动脉（PA）窗（AP WINDOW），两条血管呈特征性横切面外观（Mickey 鼠耳征）

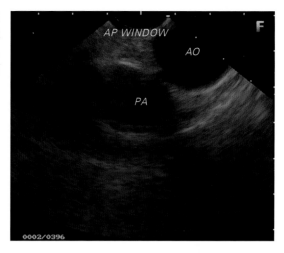

系统性 EUS 检查应一开始将超声内镜置于中间位并朝前方；在这一位置，接近换能器首先可看到的结构为肝左叶；应熟悉肝脏软组织的影像特征。

（1）降胸主动脉：中间位置，肝左叶可见；顺时针旋转内镜 180° 可找到降主动脉（图 9.1）；为扫查纵隔，向头侧追踪降主动脉；轻微偏转镜端以保持降主动脉处于纵轴方位。

（2）主动脉弓：保持降主动脉处于纵轴平面，逐渐回拉内镜，在距离门齿 23～24 cm 处纵行降主动脉变为横切面的环形，此处即为主动脉弓（图 9.2）。

（3）主动脉弓分支：在主动脉弓水平逆时针旋转内镜可见左锁骨下动脉；进一步逆时针旋转内镜可见左颈总动脉。

（4）主动脉 – 肺动脉窗（AP WINDOW）：在主动脉弓水平，顺时针旋转内镜并适当向上偏转镜端，主动脉变得更圆；另一血管结构肺动脉横切面将出现在左侧；主动脉与肺动脉之间的区域即为 AP WINDOW（ATS 5 组淋巴结）（图 9.3）。

（5）心脏、心腔和心瓣膜：从视野中可见左肝叶的中间位置，逐渐回拉内镜，可见无回声厚壁搏动性的左心室；进一步回拉，可见左心房；在这两腔之间可见二尖瓣（图 9.4）；将左心房影像

图 9.4　线性超声内镜清晰显示心脏 – 左心房（LV），左心室（LA）及二尖瓣（MV）

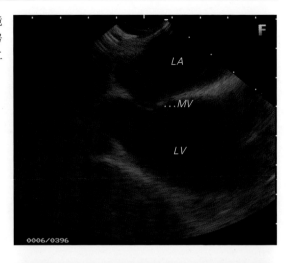

图 9.5　线性超声内镜显示心脏 – 主动脉根部三尖瓣（AO.VALVE）

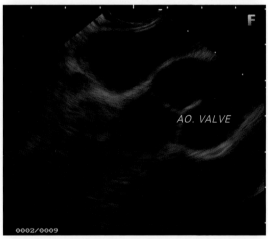

置于中间，稍回拉内镜，主动脉根部、主动脉瓣以及与之邻近的肺动脉横切面影像进入视野（图 9.5）。

（6）隆突下区域：进一步回拉内镜，左心房朝屏幕左侧消失，屏幕右侧邻近肺动脉和主动脉根部可见环状伪影；这些伪影由气管内空气所致；此处就是隆突，隆突与左心房之间的空间即为隆突下区域（ATS 7 组淋巴结）（图 9.6）。

（7）右侧食管旁区域：从胃、食管交界处附近开始追踪降主动脉并

图 9.6 线性超声内镜显示左心房与气管隆突之间的隆突下区域（箭）

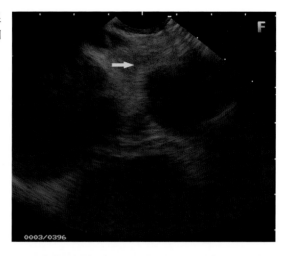

图 9.7 线性超声内镜显示紧邻食道壁的奇静脉

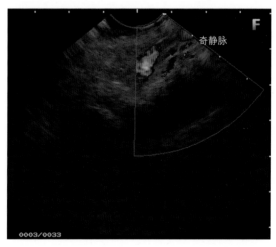

逆时针旋转，定位邻近远侧食管的奇静脉；向头侧追踪其进入上腔静脉（图 9.7），可见奇静脉搏动；观察右肺和右侧胸膜，由于肺内空气的震铃效应，可见明亮的反射界面；邻近主动脉弓，寻找右下气管旁区域（ATS 4 组淋巴结）。

(8) 左侧食管旁区域：从胃、食管交界处附近开始追踪降主动脉并顺时针旋转，定位左侧食管旁区域，左肺和明亮的左侧胸膜；靠近主动脉弓，寻找左下气管旁区域（ATS 4 组淋巴结）。

图 9.8　线性超声内镜显示食道壁的 5 层结构

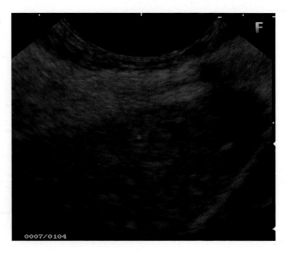

(9) 左、右气管旁区域：追踪隆突口侧的气体声影来定位气管；通过顺时针或逆时针旋转来扫查双侧的气管旁区域。

(10) 如上所述，为完整地检查，顺时针或逆时针旋转操作是必要的；在线扫超声内镜检查中，定位检查方向如背侧、腹侧或侧向是重要的。如果在纵隔的检查中迷失方向，降主动脉是重要的定位地标。

(11) 食道壁层次：食道壁表现为 5 层结构（图 9.8），在长轴方向适当地调整内镜以获得最优的食道垂直扫描视野是必要的。

9.3　纵隔淋巴结

多种疾病都可导致纵隔淋巴结肿大，如反应性淋巴结病、结核所

表 9.1　三种淋巴结肿大的内镜超声表现

特征性表现	反应性淋巴结肿大	肉芽肿性淋巴结肿大	恶性淋巴结肿大
大小	小，短径 <10 mm	通常大	通常大，短径 >10 mm
形态	卵圆形或豆形	通常可见缠结样外观	通常圆形外观，边界清晰
内镜超声表现	等回声	通常为低回声，有坏死或干酪样坏死时无回声	均匀低回声，有坏死时无回声
淋巴结门结构	保留，可见中央高回声	不保留	不可见，均匀低回声结节
缠结样外观	没有	常见	不常见，通常为增大结节

图 9.9　线性超声内镜显示卵圆形均质回声淋巴结（*LN*），淋巴结门结构的存在表明是反应性淋巴结肿大

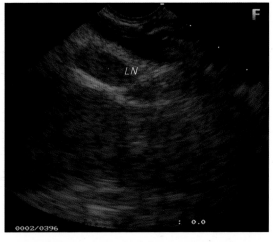

图 9.10　结核病常见的缠结样低回声纵隔淋巴结（*LN*）

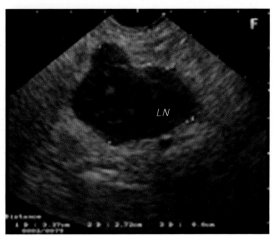

致肉芽肿性炎症、组织胞浆菌病、结节病、淋巴瘤或转移性疾病所致恶性淋巴结肿大。EUS 检查能可靠地鉴别良性或恶性淋巴结肿大。

9.3.1　不同类型淋巴结肿大的典型 EUS 表现（表 9.1，图 9.9– 图 9.12）

在评估恶性淋巴结肿大方面，EUS 检查的敏感性、特异性、阳性预测值和阴性预测值分别为 78%、71%、75%、79%。通过 EUS–FNA 可进一步提高其准确率（详细讨论见第 15 章）。

图 9.11 结节病的特征性非干酪性肿大淋巴结

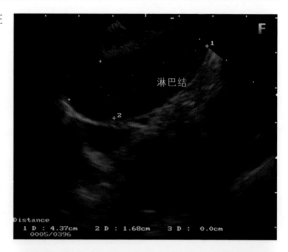

图 9.12 恶性淋巴结肿大表现为圆形低回声外观，中央坏死可能明显（线性超声内镜显示肺癌淋巴结转移）

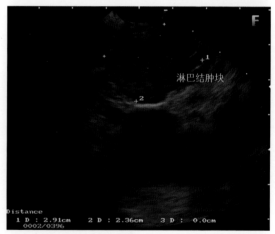

9.4 食道黏膜下病变

食道黏膜下病变可能为平滑肌瘤、胃肠间质瘤（GIST）、脂肪瘤、曲张静脉或其他。判断病变的起源层次非常重要。跟踪扫查病变边缘近侧和远侧的食道层次可帮助鉴别判断病变的起源和浸润层次。

9.4.1 胃肠间质瘤（GIST）(图 9.13)

> 典型发现
> （1）第 2 层或第 4 层低回声肿块；
> （2）内部高低回声不均匀。混杂外观；
> （3）可见钙化；
> （4）有浸润时可打断层次结构。

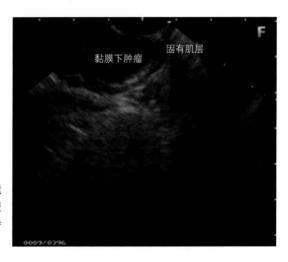

图 9.13 线性超声内镜显示起源第 2 层的食道壁低回声肿块，壁结构保持完整

9.4.2 平滑肌瘤（图9.14)

典型发现
(1) 第2层或第4层包膜完整的低回声肿块；
(2) 层次结构保持完整。

图9.14 线性超声内镜显示起源深部肌层的食道平滑肌瘤

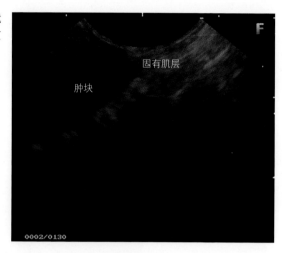

9.5 纵隔囊肿

最常见的纵隔囊肿性病变是先天性前肠囊肿，可以是食道多发性囊肿或支气管源性囊肿，这取决于其位置是靠近还是远离食道壁。

9.5.1 先天性多发性囊肿（图9.15、图9.16）

典型发现
(1) 圆形、卵圆形或管状无回声结构，后方声影增强，多普勒无血流彩色信号；
(2) 囊壁的层次结构有时非常明显；
(3) 由于其内容物可能呈胶冻样而表现为低回声而非无回声影像，有时可能误诊为肿块性病变。

图9.15 线性超声内镜显示食道重复性囊肿（CYST），呈分层表现和浑浊内容物

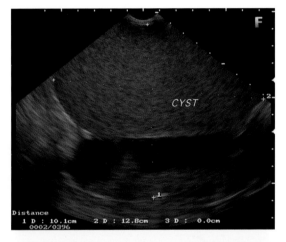

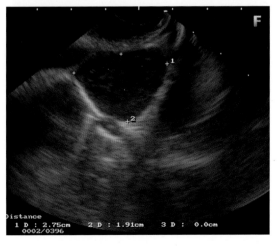

图9.16 远离食道壁的支气管源性囊肿

9.5.2　其他囊肿性病变

　　其他囊肿性病变包括突破横膈而来的假性囊肿（图 9.17）、纵隔脓肿或囊性畸胎瘤。

9.6　纵隔实体性肿块

　　纵隔实体性肿块常见于肺部肿瘤的纵隔浸润时，或者胸外恶性疾

图 9.17　急性胰腺炎后胰腺假性囊肿突入纵隔

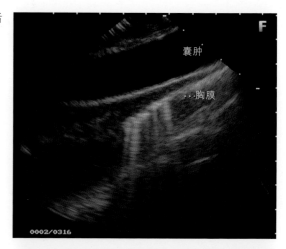

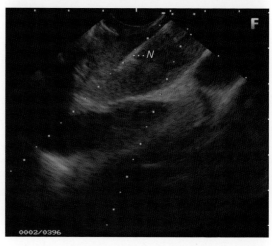

图 9.18　线性超声内镜显示后纵隔低回声肿块，FNA 结果中可见纺锤形细胞提示神经源性病变（*N*）

病的转移时。肿瘤邻近食道时可行 EUS-FNA。

神经源性肿瘤是最常见的原发后纵隔肿瘤，在所有原发后纵隔肿瘤中占比达 75%（图 9.18）。它们包括雪旺瘤、神经鞘瘤、神经纤维瘤、神经节细胞瘤、神经节细胞母细胞瘤、神经母细胞瘤以及副神经节瘤。10% ~ 20% 肿瘤为恶性，诊断依赖 EUS-FNA。

9.7 肺癌分期

EUS 检查对小细胞性（SCLC）和非小细胞性（NSCLC）肺癌的管理流程至关重要，对其 TN 分期非常有用。EUS 能评估邻近食道的中央型肺癌，并能通过细针穿刺活检术（FNA）建立诊断。左上叶肺部肿瘤可在邻近主动脉的近端食管探及。EUS 能准确评估 T4 期肿瘤（侵犯纵隔、大血管或者椎骨）。非小细胞性肺癌的局部淋巴结累及的分站式分类由 Mountain 和 Dressler 建立。EUS 能评估邻近食管或血管中间的淋巴结分站，即：左下气管旁（4 站）、主动脉 – 肺动脉窗（5 站）、主动脉旁（6 站）、隆突下（7 站）、食管下旁（8 站）、肺韧带（9 站）（图 9.19、图 9.20）。EUS 确认的对侧淋巴结累及可避免非小细胞性（NSCLC）肺癌患者不必要的开胸手术。

评估肺癌转移必须扫查肝左叶和左肾上腺（图 9.21）。EUS 能探查

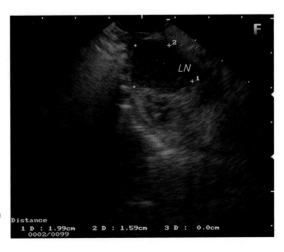

图 9.19 边界清晰的肿大均匀低回声淋巴结（*LN*）提示恶性病变累及

图 9.20　线性超声内镜
显示位于纵隔中央的结节
性肿块，FNA 揭示为非小
细胞性肺癌

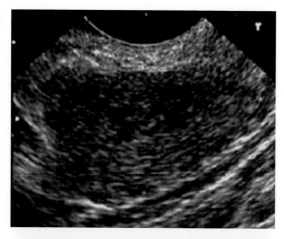

图 9.21　肺癌肿瘤分期
时应强制性检查左肾上腺
(*LADG*)

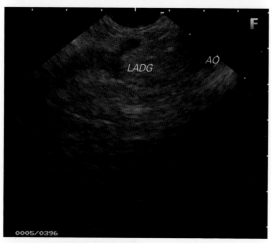

其他检查不能发现的隐匿性病变，也能发现少量的叶间胸膜渗出。

9.8　食道癌分期

　　EUS 对食道癌的 TN 分期非常有用。对食道癌分期，虽然环扫超声
内镜较线扫超声内镜更常用，但线扫超声内镜与其有同等的效率，尤
其对 T3 和 T4 期肿瘤。如果有必要，EUS–FNA 可同步完成。在内镜不
必通过狭窄部的情况下，线扫超声内镜也有可能完成狭窄部的影像检

查。通过在狭窄部位揳入 EUS 探头，可形成其纵行切面影像。应避免间接成像，以防高估肿瘤分期。使用较高频率（10/12 MHz）来准确评估浸润层次。EUS 能探及肿瘤扩展到纵隔、主动脉、胸膜或心包。这表现为肿瘤侵犯外膜层，肿瘤与主动脉、胸膜或心包之间的脂肪层消失。

EUS 能探查食道癌患者食管旁、隆突下或主动脉 – 肺动脉窗的肿大淋巴结，因而能准确地评估其 N 分期（图 9.22）。腹腔干淋巴结累及标志着食道癌的远处转移 M1a 期。线扫超声内镜能准确评估腹腔干淋

图 9.22　食道癌患者可见隆突下肿大淋巴结（*SCLN*）

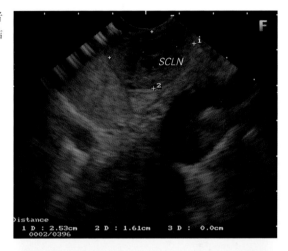

图 9.23　食道癌患者腹腔干肿大淋巴结（*CELIAC LN*）提示肿瘤分期为 M1a

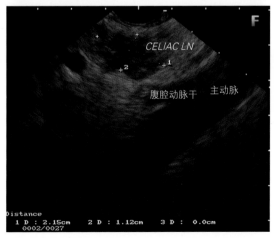

图 9.24   线性超声内镜
显示肺癌患者少量胸膜腔
渗出积液（*PL EFF*）

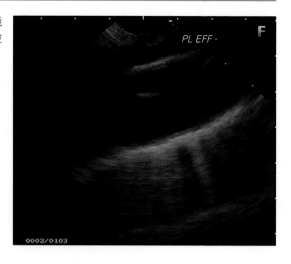

巴结（图 9.23）。EUS 有可能发现其他影像学检查遗漏的小的肝脏转移
灶，肝内转移灶一般表现为清晰的低回声结节。

　　将近 30% 的食道癌患者有食道狭窄，内镜不能通过，妨碍完整的
评估。对狭窄处可行扩张术，以允许较大直径的内镜通过。虽有潜在
的穿孔风险，但如果能依据"原则三"谨慎地操作，逐级扩张还是安全
的。"原则三"见参考文献 [17]、[19]。

　　对新辅助治疗和外放射治疗之后的肿瘤再评估以确认病变的降期
是必要的。这种情况下，EUS 的准确性较差，T 分期 25% ~ 29%，N 分期
48% ~ 52%。EUS 不能有效地分辨肿瘤的残余和放射治疗后的坏死或纤维化。

9.9   胸腔和心包疾病

　　EUS 能清晰发现纵隔或叶间裂的渗出积液（图 9.24）。累及胸膜的
恶性病变时常可发现胸膜结节。EUS 也能识别微量的心包渗出积液。

参考文献

[1] Vassallo P, Wernecke K, Roos N et al (1992) Differentiation of benign from malignant super-
ficial lymphadenopathy: the role of high-resolution US. Radiology 183(1):215–220.

10.5.1.3 弥漫浸润型胃癌（皮革胃）

典型的胃镜和 EUS 表现（图 10.7、图 10.8）
(1) 弥漫性胃壁增厚，溃疡少见；
(2) EUS 表现为第 1、第 2 层弥漫性增厚；
(3) 在进展期胃癌，5 层结构全部被累及或失去层次结构；
(4) 胃周淋巴结可见；
(5) 应与胃淋巴瘤鉴别。

图 10.7 内镜下胃黏膜结节样改变及不可扩展性

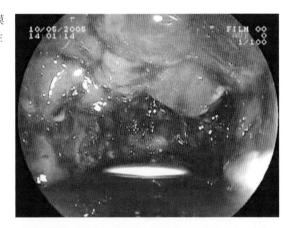

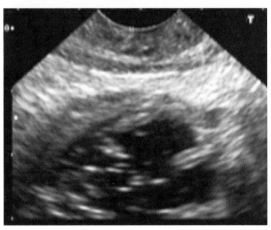

图 10.8 线性超声内镜显示皮革胃第 1、第 2 层弥漫性增厚

10.5.2　胃淋巴瘤

胃肠道是最易发生结外非 Hodgkin 淋巴瘤（NHL）的部位。黏膜相关淋巴组织淋巴瘤（MALT）是用来描述区别非 Hodgkin 淋巴瘤这类疾病的概念。胃部是最常发生黏膜相关淋巴组织淋巴瘤的器官，虽然其他非黏膜相关淋巴组织淋巴瘤也可发生。

典型的胃镜和 EUS 表现（图 10.9、图 10.10）
（1）肥厚、水肿或弥漫性增厚的胃皱襞；
（2）EUS 表现为第 2、第 3 层增厚；
（3）累及第 4、第 5 层或随疾病进展累及胃壁全层；
（4）进展期疾病累及邻近器官；
（5）可有胃周肿大淋巴结；
（6）应与弥漫浸润型胃癌鉴别。

图 10.9 线性超声内镜显示胃淋巴瘤患者第 2 层及第 3 层增厚

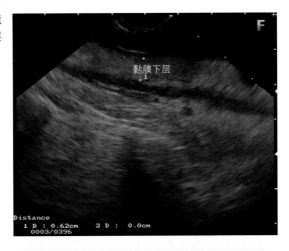

图 10.10 线性超声内镜显示胃巨大肿瘤，胃壁层次消失，FNA 结果揭示为非霍奇金淋巴瘤

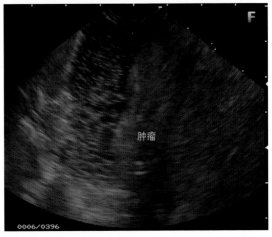

　　鉴别胃淋巴瘤和弥漫浸润型胃癌（皮革胃）通常较为困难。这两种疾病的胃黏膜表面常表现为正常或仅有水肿。在疾病早期溃疡不常见。黏膜活检仅有 50% 的病例有阳性的结果。胃癌常呈垂直生长而累及胃壁全层，而淋巴瘤多表现为在第 2、第 3 层水平扩展。在胃壁增厚处行 EUS 介导的 FNA 常可提供组织学诊断。

10.5.3　胃黏膜下肿瘤

黏膜下肿瘤既可发生在胃，也可发生在胃肠道其他地方。EUS 检查能辨别病变特点，判断病变起源层次，进行 FNA 以及评估其行内镜黏膜下剥离术的可行性。胃黏膜下最常见的肿瘤为平滑肌瘤、胃肠间质瘤（GIST）、脂肪瘤、类癌和异位胰腺。

> 线扫超声内镜检查胃黏膜下肿瘤的突出要点
> （1）辨别病变的起源和 / 或累及层次；
> （2）先用 7.5 MHz 频率扫查，再用 10 MHz 或 12 MHz 扫查；
> （3）在 3 个部位——近侧、远侧和表面进行扫查。

10.5.3.1 胃肠间质瘤（图 10.11）

> 典型发现
> （1）第 4 层低回声肿块；
> （2）高低回声混杂不均匀；
> （3）钙化可见；
> （4）如有浸润，层次结构可被打断。

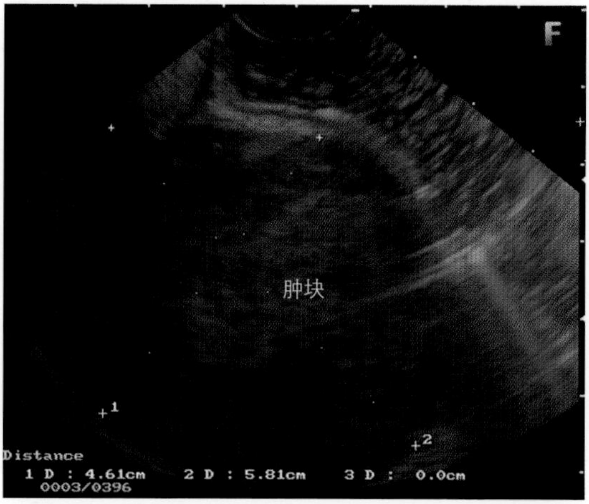

图 10.11　线性超声内镜显示起源于第 4 层固有肌层有包膜的巨大肿瘤——胃间质瘤

10.5.3.2 胃平滑肌瘤

典型发现

(1) 第 2 层或第 4 层包膜清晰的低回声肿块；

(2) 层次结构保持良好。

10.5.3.3 异位胰腺

典型发现

(1) 一般位于胃窦；

(2) 表面常可见脐凹（泪点）；

(3) 黏膜下不均匀低回声病变。

参考文献

[1] Sobin LH, Wittekind C (eds) (2002) TNM classification of malignant tumours. UICC (International Union against Cancer), 6th edn. Wiley, New York.

[2] Shimoyama S, Yasuda H, Hashimoto M et al (2004) Accuracy of linear-array EUS for preoperative staging of gastric cardia cancer. Gastrointest Endosc 60(1):50–55. doi:S0016510704013124 [pii].

[3] Isaacson PG, Spencer J (1987) Malignant lymphoma of mucosa-associated lymphoid tissue. Histopathology 11(5):445–462.

[4] Andriulli A, Recchia S, De Angelis C et al (1990) Endoscopic ultrasonographic evaluation of patients with biopsy negative gastric linitis plastica. Gastrointest Endosc 36(6):611–615.

[5] Bolondi L, Casanova P, Caletti GC et al (1987) Primary gastric lymphoma versus gastric carcinoma: endoscopic US evaluation. Radiology 165(3):821–826.

[6] Vander Noot MR 3rd, Eloubeidi MA, Chen VK et al (2004) Diagnosis of gastrointestinal tract lesions by endoscopic ultrasound-guided fine-needle aspiration biopsy. Cancer 102(3):157–163. doi:10.1002/cncr.20360.

直肠肛门的线扫超声内镜检查术 11

Amol Bapaye，Advay Aher

11.1 说明

　　直肠肛门超声内镜是近年才发展应用起来的。环扫或线扫超声内镜均可用于直肠肛门疾病的检查。环扫超声内镜主要用于肛管的检查，而线扫超声内镜主要用于直肠和直肠周围疾病的检查以及介入治疗。

A. Bapaye，M. D.（M. S.）（⊠）
Department of Digestive Diseases and Endoscopy，
Deenanath Mangeshkar Hospital and Research Center，
Erandwane，Pune 411004，Maharashtra，India
e-mail：amolbapaye@gmail.com

A. Aher，
Clinical Research Fellow，Department of Digestive Diseases and Endoscopy，
Deenanath Mangeshkar Hospital and Research Center，
Erandwane，Pune 411004，Maharashtra，India

K. Akahoshi，A. Bapaye（eds.），*Practical Handbook of Endoscopic Ultrasonography*，
DOI 10.1007/978-4-431-54014-4_11，© Springer 2012

11.2 适应证

◆ 直肠癌 TN 分期；
◆ 直肠癌随访中复发的评估；
◆ 直肠周围或盆腔肿瘤的 EUS-FNA；
◆ 肛门失禁及其他肛门括约肌异常的评估；
◆ 肛周和直肠周围疾病如脓肿、瘘管的检查与治疗。

11.3 直肠线扫超声内镜的操作技巧

11.3.1 患者准备和镇静

虽然部分患者通过灌肠能充分清洁肠道，但仍推荐与结肠镜检查相同的标准肠道准备；由于超声内镜只需进入直肠、乙状结肠交界处，故操作时很少需要镇静；在行肛门直肠 EUS 检查时保持膀胱充盈是必要的；如果患者需进行跨直肠 EUS-FNA 或其他介入性治疗，应考虑预防性应用抗生素。

11.3.2 技术

(1) 直肠肛门超声内镜时患者多采取左侧卧位，部分医生在为女性患者检查时采取俯卧位，这样可防止盆腔前倾器官倾向一侧。

(2) 插入内镜之前，应检查超声内镜的性能。

(3) 如果要同步完成结肠镜检查，应先完成 EUS 检查，以免在做结肠镜检查时注入肠腔的空气干扰 EUS 检查。

(4) 线扫超声内镜进入直肠约 10 cm，将内镜换能器旋向前方对准耻骨联合，将此处记录为 12 点钟方位。逐渐回拉内镜，同时观察直肠壁和周围的器官。某些情况下需顺时针和逆时针旋转内镜以确保完整的 360° 检查。

(5) 直肠壁表现为标准的 5 层结构。

图 11.1 线性超声内镜显示与肛提肌（*L. ANI*）延续的肛门内括约肌（*IASM*）

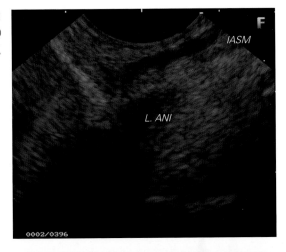

图 11.2 线性超声内镜显示具有 3 层结构的膀胱（*UB*）。*VAG*– 阴道

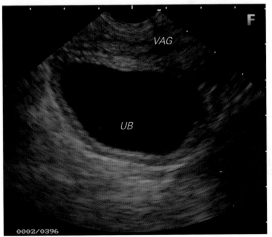

（6）内环肌层延续至肛管即为肛门内括约肌，这表现为增厚的低回声层。在近端，可见肛门内括约肌与肛提肌相邻（图 11.1）。在肛门内括约肌层的外侧可见肛门外括约肌层呈位于皮下的亮的高回声。

（7）膀胱位于直肠前方，呈一充盈扩张的无回声肌性囊袋。膀胱壁表现为 3 层结构（图 11.2）。

图 11.3　线性超声内镜显示前列腺（Pro）呈低回声包裹样结构。UB– 膀胱

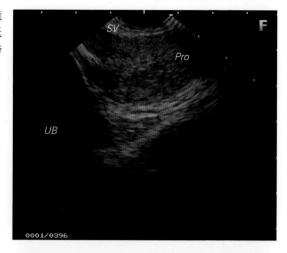

图 11.4　线性超声内镜显示精囊（SV）分居中线两侧呈胡须样对称结构

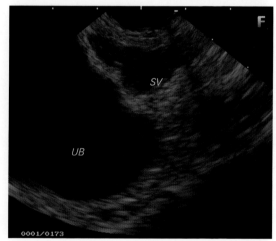

（8）对于男性，应从头端向尾端扫查；前列腺位于膀胱的下方低点，表现为球状低回声包裹样结构（图 11.3）；在前列腺下方中线两侧，精囊腺为类似胡须样的对称器官，通过顺时针和逆时针旋转内镜可完成检查（图 11.4）。

（9）对于女性，阴道位于直肠和膀胱之间呈 3 层肌性器官，阴道腔内因常含气体而呈光亮条状结构（图 11.5）。

图 11.5　线性超声内镜显示阴道呈 3 层结构的肌性器官，腔内见细线样空气（*AIR*）

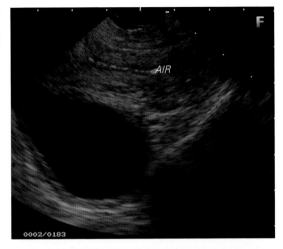

图 11.6　线性超声内镜显示前倾子宫（*UT*）呈梨样结构

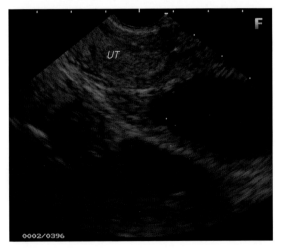

（10）在阴道的近端（膀胱底部的上方），呈梨形前倾位或后倾位的子宫可被探及（图 11.6）。在阴道和子宫之间可见肌性结构的子宫颈。

（11）顺时针和逆时针旋转内镜，可探查直肠旁或坐骨直肠间隙的高回声直肠旁脂肪组织。

（12）向后旋转内镜可探及骶骨，临床意义不大。

11.4　直肠癌的 EUS 分期

直肠癌起源于黏膜层，呈低回声肿块，可因浸润更深的层次而表现为不同的范围。EUS 检查能有效地对直肠癌行 TN 分期，能用于术前分期以及随访评估新辅助化疗和放射治疗的反应。EUS 对肿瘤分期时，应在分期的前面加上代表超声的字母 u 作为前缀。

直肠癌的 T 分期（图 11.7、图 11.8）
- ◆ uT_1：扩展到第 2 层，第 3、第 4 层完整；
- ◆ uT_2：扩展到第 3、第 4 层，第 5 层完整；
- ◆ uT_3：累及所有层，包括第 5 层；
- ◆ uT_4：浸润到邻近器官，如前列腺、阴道、膀胱和腹膜。

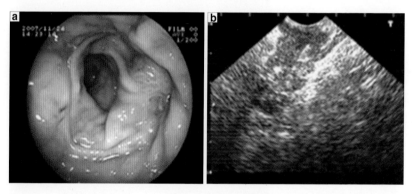

图 11.7　直肠癌腔外复发。（**a**）内镜下表现为黏膜结节；（**b**）线性超声内镜显示直肠壁内肿块

图 11.8 线性超声内镜显示 T4 期直肠癌扩展至直肠旁间隙

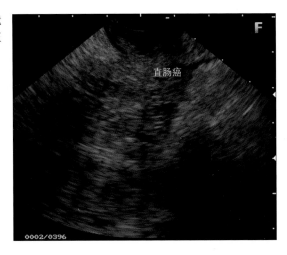

直肠癌

EUS 对直肠癌的 T 分期敏感性为 80% ~ 90%，垂直于直肠壁扫查可防止高估分期，检查前先活检可因层次模糊而导致不情愿的高估分期。EUS 检查发现直肠旁淋巴结通常描述为 N+ 分期，正常情况下很少有炎症被累及。淋巴结的 EUS 回声特征可帮助鉴别，FNA 可确认诊断。术前 EUS 分期可鉴别病人是否可能从新辅助化疗 – 放射疗法中获益。EUS 能可靠诊断术后或放化疗后黏膜下或直肠周围的复发。

图 11.9　先天性阴道发育不全患者扩张的子宫（积血）及阴道隔膜

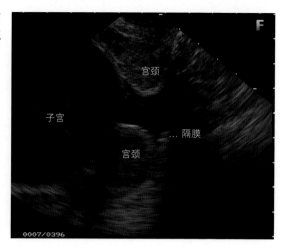

11.5　盆腔器官病变

EUS 能评估盆腔器官包括前列腺、阴道、子宫以及附件等有无肿瘤、解剖异常及其他病变。EUS 下肿瘤表现为低回声肿块，通过其也能诊断宫腔内出血（图 11.9）。

11.6　肛门括约肌异常

EUS 能有效探查肛门括约肌异常，环扫超声内镜因其能提供全周影像而较为常用，但某些情况下线扫超声内镜也可用于检查。在线扫超声内镜检查时，缓慢轻柔地 360° 操作内镜来检查肛门括约肌是重要的。肛门内、外括约肌之间可见一裂隙作为各自肌层的分界。

参考文献

[1] Brugge WR (1998) Endoscopic ultrasonography: the current status. Gastroenterology 115(6):1577–1583. doi:S0016508598006222 [pii].

[2] Akahoshi K, Kondoh A, Nagaie T et al (2000) Preoperative staging of rectal cancer using a 7.5 MHz front-loading US probe. Gastrointest Endosc 52(4):529–534. doi:doi:S0016510700116700 [pii].

[3] Akasu T, Sugihara K, Moriya Y et al (1997) Limitations and pitfalls of transrectal ultrasonography for staging of rectal cancer. Dis Colon Rectum 40(10 Suppl):S10–S15.

[4] Sailer M, Leppert R, Bussen D et al (1997) Influence of tumor position on accuracy of endorectal ultrasound staging. Dis Colon Rectum 40(10):1180–1186.

[5] Kwok H, Bissett IP, Hill GL (2000) Preoperative staging of rectal cancer. Int J Colorectal Dis 15(1):9–20.

[6] Sailer M, Allgayer H, Dietrich CF (2006) Endoanal and endorectal sonography. In: Dietrich CF (ed) Endoscopic ultrasound an introductory manual and atlas, vol 1, 1st edn. Thieme, Stuttgart, pp 291–312.

[7] Giovannini M (1995) Endoscopic ultrasonography with a curved array transducer: normal echoanatomy of retroperitoneum. Gastrointest Endosc Clin N Am 5(3):523–528.

[8] Harewood GC, Wiersema MJ, Nelson H et al (2002) A prospective, blinded assessment of the impact of preoperative staging on the management of rectal cancer. Gastroenterology 123(1):24–32. doi:S0016508502000604 [pii].

[9] Harewood GC, Wiersema MJ (2002) Cost-effectiveness of endoscopic ultrasonography in the evaluation of proximal rectal cancer. Am J Gastroenterol 97(4):874–882. doi:10.1111/j.1572-0241.2002.05603.x.

胰腺胆道和肝脏的线扫超声内镜 检查术

12

Amol Bapaye，Advay Aher

12.1　说明

　　胰胆系统 EUS 探查可提供优良的影像，线扫超声内镜在胰胆区域的扫查与环扫超声内镜有相似的精确性，且同时能行 FNA 及其他介入治疗操作。

A. Bapaye，M. D.（M. S.）（⊠）
Department of Digestive Diseases and Endoscopy，Deenanath Mangeshkar Hospital and Research Center，
Erandwane，Pune 411004，Maharashtra，India
e-mail：amolbapaye@gmail.com

A. Aher，
Clinical Research Fellow，Department of Digestive Diseases and Endoscopy，
Deenanath Mangeshkar Hospital and Research Center，
Erandwane，Pune 411004，Maharashtra，India

K. Akahoshi，A. Bapaye（eds.），*Practical Handbook of Endoscopic Ultrasonography*，
DOI 10.1007/978-4-431-54014-4_12，© Springer 2012

12.2　适应证

◆ 胰腺肿块性病变的诊断与分期；
◆ 胆管、胆囊及肝脏肿瘤的诊断与分期；
◆ 腹膜后肿块和淋巴结病的评估；
◆ 胆道结石和其他原因导致胆道狭窄疾病的诊断；
◆ 慢性胰腺炎的诊断与评估；
◆ 可疑胆胰疾病所致上腹部顽固性疼痛患者的评估。

12.3　操作技巧

12.3.1　EUS 检查站点

胰胆系统 EUS 探查应依从站点检查的概念，一般有 4 个站点：

◆ 站点 1——胃、食管连接处；
◆ 站点 2——十二指肠球部，幽门胃窦部；
◆ 站点 3——十二指肠降部乳头附近；
◆ 站点 4——十二指肠乳头远侧水平部。

部分操作者将十二指肠远侧水平部作为第 1 站点，而将胃、食管连接处作为第 4 站点。

12.3.2　站点 1 成像

超声内镜站点 1 的检查应从距离门齿 40 cm 胃、食管连接处开始扫查，此时可将齿状线作为标志。充分吸空胃腔，使其瘪陷。为了获得与黏膜层较好的声学耦合，可适度充盈球囊。在 40 ~ 45 cm 处，所有重要结构均可获得影像。

将超声内镜置于中央位置并将探头朝前，进行系统性的扫查。从这一参考点开始，逐渐顺时针旋转内镜，可顺次扫查如下结构。

图 12.1　第 1 站点中间位置所见的肝左叶，肝实质内的左肝静脉，注意区分门静脉有高回声壁，而肝静脉无高回声壁

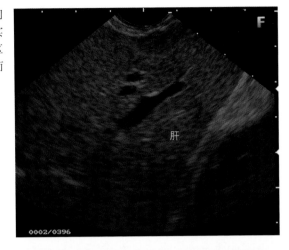

图 12.2　线性超声内镜第 1 站点位置显示肝门部，该位置门静脉位于胆总管前面

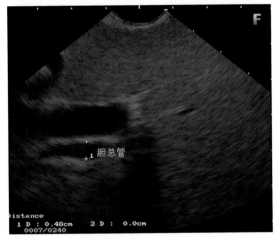

(1) 肝左叶是首先看到的邻近换能器的结构，应熟悉肝组织的回声结构特点，在其内可见数条管状结构（图 12.1）。

(2) 左肝静脉呈无回声管状结构从左至右横贯屏幕（图 12.1）。多普勒可证实血管内是否有血流信号。顺时针旋转内镜，可见左肝静脉的延长像。向前推进内镜 2~3 cm，可见左肝下缘。

(3) 略顺时针旋转内镜，在肝脏边缘可见两条平行无回声结构即为肝门部的门静脉和胆总管。靠近换能器的为门静脉，而深侧的

图 12.3   线性超声内镜第 1 站点位置（胃、食管连接处）显示肝内下腔静脉（*IVC*）和肝中静脉（*MHU*）

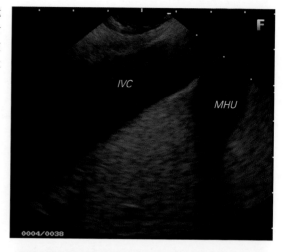

图 12.4   线性超声内镜显示降腹主动脉，左侧膈肌角呈新月形低回声环绕腹主动脉

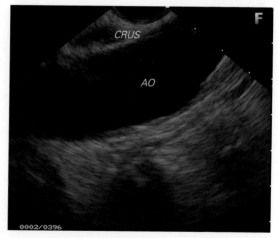

为胆总管（图 12.2），可通过多普勒证实。门静脉分为左、右两支。可追索胆总管至其分叉处，左肝管可在左肝内延续较长距离；而右肝管由于深入肝组织内，只能探及最初的 2 ~ 3 cm。在肝左叶内，门静脉左支较左肝管深。门静脉与胆总管在肝脏下缘交叉，左肝管交叉到门静脉右支的前面。

（4）进一步顺时针旋转内镜，可见贯穿整个肝脏的大血管结构，此即为下腔静脉和肝中静脉。右心搏动可传导至下腔静脉，可见左肝静脉进入下腔静脉，在屏幕的右侧可见无明亮管壁结构的

图 12.5 线性超声内镜第 1 站点位置显示腹腔动脉干和肠系膜上动脉自腹主动脉发出，该位置超声换能器朝向背侧

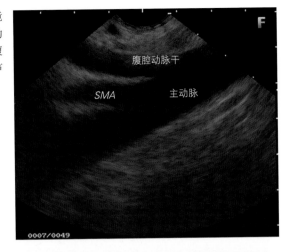

图 12.6 线性超声内镜第 1 站点位置显示胰腺体部横切面，实质中央见主胰管（PD），超声内镜显示正常胰腺（PANCR）呈食盐样或胡椒面样外观

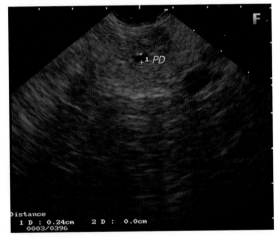

肝中静脉汇入下腔静脉（图 12.3）。

（5）进一步顺时针旋转内镜（从起始部位约旋转 180°），可见降腹主动脉，其表现为有明亮高回声管壁结构的大的血管结构。其从右至左贯穿屏幕并逐渐远离换能器（图 12.4）。腹主动脉由于脊柱的原因常形成反射伪像，而呈双管样结构。

（6）左侧膈肌角呈低回声新月形部分包绕腹主动脉（图 12.4），腹腔动脉干是腹主动脉的第一个分支，约距离膈肌角 1 cm（图 12.5）。腹腔动脉干立即分支为脾动脉和肝总动脉。脾动脉走向

图 12.7　线性超声内镜第 1 站点位置显示胰腺体部横切面，胰腺体部左侧边缘可见脾动脉及脾静脉，相较于脾静脉，脾动脉更加靠近换能器

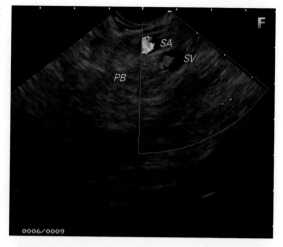

图 12.8　线性超声内镜第 1 站点位置显示脾门静脉汇流处，胰腺颈部位于脾门静脉汇流处前方

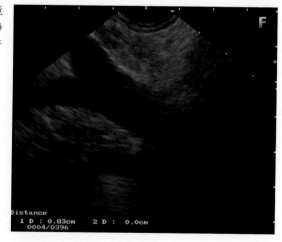

屏幕左侧，而肝总动脉可扫查一小段后消失。

（7）肠系膜上动脉源自腹腔动脉干下方约 1 cm 内，向屏幕左下方走行（图 12.5）。为了能扫查其他的结构，旋转内镜、偏转镜端以及推拉内镜是必要的。

（8）在腹腔动脉干和肠系膜上动脉之间可见胰腺，在腹腔动脉干水平，轻微上抬大钮，同时顺时针和逆时针旋转内镜，可扫查胰腺体部的横切面。在 EUS 的影像中，胰腺表现为食盐样或胡椒面样外观（图 12.6）。在胰腺实质内可见主胰管横切面，呈

图 12.9 超声内镜第 1 站点位置显示左肾 (LK) 和肾门部左肾静脉 (LRV)，此时内镜顺时针旋转且向上弯曲

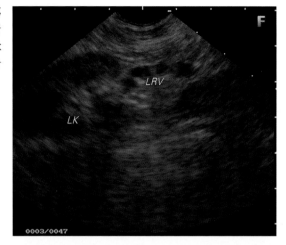

图 12.10 超声内镜第 1 站位置显示脾脏、脾门和胰腺尾部 (PT)。SV– 脾静脉，SPL– 脾脏

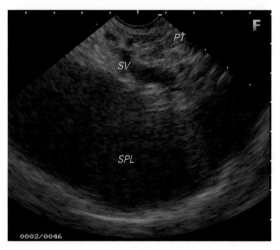

无回声。脾血管的横切面在胰腺体部左侧边缘可见。脾动脉较脾静脉更贴近换能器（图 12.7）。在胰腺的上部边缘追索扭曲的脾动脉；在脾静脉的深侧可见左肾静脉的长轴切面。在这一部位，回拉并顺时针旋转内镜，可扫查胰腺体部和尾部；而推进并逆时针旋转内镜，可扫查胰腺钩突部和头部。

(9) 保持胰腺体部位于视野中，稍稍推进内镜，轻微上抬大钮，略顺时针旋转，可扫查脾门静脉汇流处。脾静脉汇入肠系膜上静脉形成门静脉，在换能器与肠系膜上静脉之间可见胰腺颈部

图 12.11　超声内镜第 1 站点位置左肾上腺（L ADG），相较于肾脏，左肾上腺更加靠近胃及腹主动脉。左肾消失于视野中而腹主动脉（AO）部分可见时能最好地显示左肾上腺

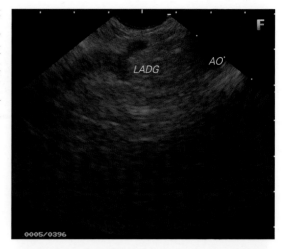

图 12.12　超声内镜第 2 站点位置显示胰头部横切面及中心的主胰管（PD），胆总管（CBD）胰腺（PANCR）上段位于屏幕左侧靠近换能器部位，门静脉（PV）向下弯曲

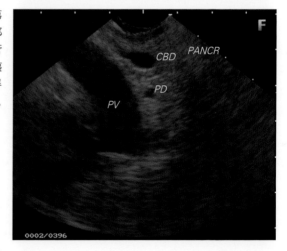

（图 12.8）。

（10）进一步顺时针旋转内镜，可发现左肾，根据血管结构可判断肾门（12.9）。

（11）略上抬大旋钮，并回拉内镜，可见脾脏，此处有带血管结构的脾门和胰腺尾部（12.10）。为获得较好的影像，微调镜端并旋转内镜是必要的。

（12）在此点位，轻微逆时针旋转内镜，腹主动脉部分进入屏幕的右侧，左肾上极位于屏幕左侧。在此部位可见左侧肾上腺，

图 12.13 顺时针旋转,可见胆总管(CBD)进入胰腺头部,门静脉(PV)横跨于胰腺后方

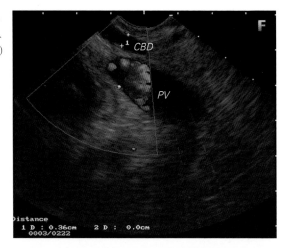

图 12.14 超声内镜第 2站位置显示胰腺头部横切面,有包绕结构,胰腺(PANCR)实质内可见主胰管,肝动脉处于胆总管(CBD)与门静脉(PV)之间且朝向屏幕左侧

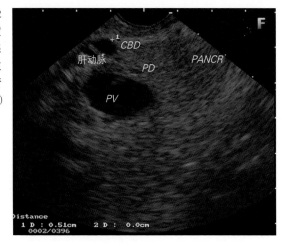

其相较于左肾,更加靠近胃壁和腹主动脉。左肾上腺表现为海鸥样低回声结构特点(图 12.11)。

摆直并旋回内镜,保持其中位,完成站点 1 的检查。

12.3.3 站点 2 成像

推进内镜,进入十二指肠球部,保持呈长镜身状态。在十二指肠球部下角,充分吸空球腔,将内镜头端揳入贴近十二指肠壁。充盈球囊以获得良好的声学耦合。鉴别如下结构(图 12.12)。

图 12.15　超声内镜第 2
站位置显示胰腺头部横
切面，胃十二指肠动脉
（*GDA*）位于胰腺与十二指
肠之间且朝向屏幕右侧，
可见主胰管扩张

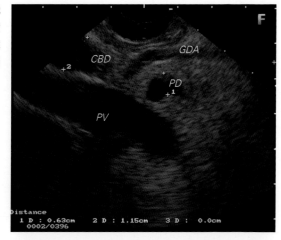

图 12.16　超声内镜第 2
站位置显示胆囊（*CB*）

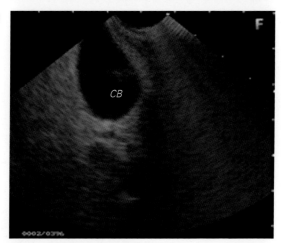

（1）胰腺头部为横切面，主胰管位于其中。

（2）屏幕左侧邻近十二指肠壁可见长轴切面的胰腺上段胆总管，表
　　现为无多普勒血流信号的无回声结构。

（3）位于胆总管深侧，呈斜行长轴切面自右向左横行越过胰腺后
　　方，再成角向下走行。

（4）在此点位，顺时针旋转，屏幕下方可见下腔静脉位于门静脉深
　　侧。

（5）胆总管逐渐长轴化进入胰腺，并可追踪到壶腹部（图 12.13）。

(6) 靠近换能器邻近胆总管可见肝总动脉，其分支为肝动脉和胃十二指肠动脉（图 12.14）。胃十二指肠动脉在胆总管和胰腺之间横跨屏幕右侧（图 12.15）。

(7) 在此点位逆时针旋转内镜，肝脏右叶部分可见。

(8) 胆总管和门静脉在肝门部可见。

(9) 肝脏下缘可探及胆囊。胆囊位置变化大，可能在十二指肠球部或胃窦可见。其表现为大的无回声球囊样结构（图 12.16）。

重要诀窍

在第 2 站点的扫查中，内镜插入时呈长镜身成袢状态，而从壶腹部撤出时呈短镜身状态。因而此处内镜影像变化巨大，需在两种状态下均进行检查操作。

12.3.4 站点 3 和站点 4 成像

在第 2 站点位置，类似于侧视十二指肠镜操作，回拉内镜可将超声内镜插入十二指肠乳头远侧的十二指肠下角部位。将内镜大旋钮轻微上抬，使其有更好的声学耦合。为了完整地扫查整个胰头与钩突部，

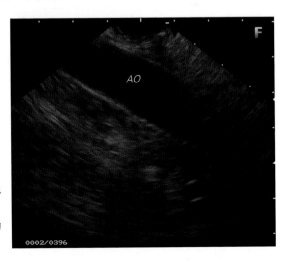

图 12.17　超声内镜第 4 站点十二指肠水平位置，可于此处首先鉴别腹主动脉结构

图 12.18　线性超声内镜第 4 站点位置显示正常胰腺钩突部

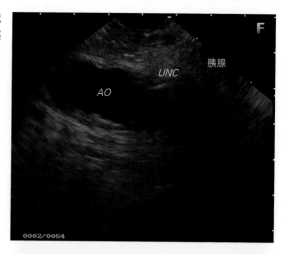

图 12.19　线性超声内镜第 3 站位置显示正常低回声壶腹部及小节段主胰管

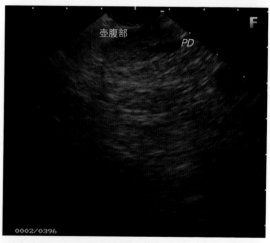

轻微地顺时针或逆时针旋转内镜是必要的。应鉴别如下结构：

(1) 腹主动脉表现为长轴血管结构，从屏幕的左侧至右侧转角向下（图 12.17）。

(2) 顺时针轻微旋转内镜，可见与腹主动脉平行的下腔静脉。右肾静脉和右肾上极邻近下腔静脉；循下腔静脉头侧可见右肾上腺。

(3) 保持腹主动脉在视野中，大旋钮向上偏转，可见腹主动脉远离换能器，并出现胰腺钩突部。与其他部位胰腺相比，胰腺钩突部为高回声（图 12.18）。

图 12.20 超声内镜显示乳头呈低回声结构，胆总管（CBD）与主胰管（PD）汇流于乳头

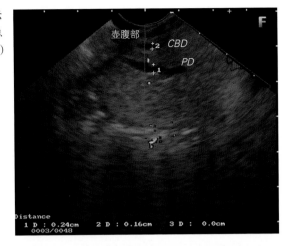

图 12.21 在第 3 站位置扫描，可见胆总管（CBD）全长，换能器位于乳头附近，主胰管（PD）平行走行于胆总管深处，肠系膜上静脉及脾门静脉（PV）汇流处位于胰腺深处

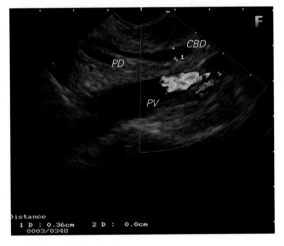

(4) 回撤内镜并抵近壶腹，可见较易与胰腺回声区别的低回声壶腹结构（图 12.19）；也可先用内镜找到壶腹部，然后行 EUS 扫查。正常壶腹大小为 0.5 ~ 1.0 cm。为了扫查壶腹部的层次，应将十二指肠腔充盈无汽水并注射胆碱能药物抑制肠蠕动。避免内镜头端或球囊压迫壶腹，以免使其图像变形。

(5) 主胰管和胆总管从右至左汇合，胆总管靠近换能器，管壁清晰；主胰管在其深部并可见其分支（图 12.20）。为了能同时扫查胆总管和主胰管，应将内镜平行于壶腹部。

图 12.22　线性超声内镜扫描显示副胰管开口于副乳头（*MINOR*），副胰管（*ACC . PD*）不规则边界提示早期慢性胰腺炎，超声内镜影像显示乳头上方位置

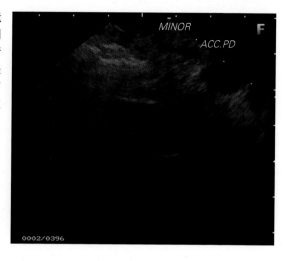

（6）壶腹部深侧可见胰腺头部。

（7）肠系膜上动、静脉在胰腺深侧可见，肠系膜上静脉较肠系膜上动脉更加靠近换能器（图 12.21）。追踪肠系膜上静脉至其与脾静脉汇流处，再向上追踪门静脉至肝门部。

（8）向上追踪胆总管至肝门部，有时可见胆囊管进入胆总管。

（9）追索主胰管进入胰腺。胰腺分裂的患者中有时可见副胰管和副乳头（图 12.22）。

站点 3 和站点 4 的检查完成。

12.4　胰腺疾病的 EUS 检查

12.4.1　慢性胰腺炎

EUS 检查能有效地评估慢性胰腺炎包括早期胰腺实质病变，且可能优于经腹部超声和 CT 扫描。促胰液素增强 ERCP 是诊断慢性胰腺炎的金标准，但为侵入性，且有可能导致胰腺炎；促胰液素增强磁共振胰胆管成像（MRCP）是非侵入性的检查，能发现导管的异常，但不能发现并评估慢性胰腺炎的早期胰腺实质改变。

表 12.1 慢性胰腺炎的内镜超声诊断标准

胰腺实质的标准	胰管的标准
高回声点	主胰管钙化
高回声条带	主胰管扩张
分叶状	主胰管轮廓不规则
囊肿形成	分支胰管扩张，管壁回声增强

图 12.23 胰腺实质内的高回声点

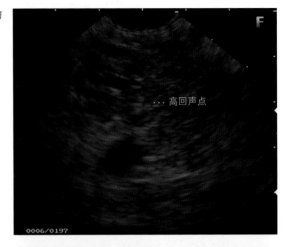

图 12.24 超声内镜影像中的高回声带提示早期慢性胰腺炎

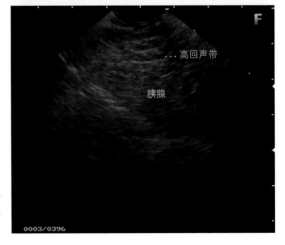

图 12.25 线性超声内镜显示扩张的主胰管及侧支胰管

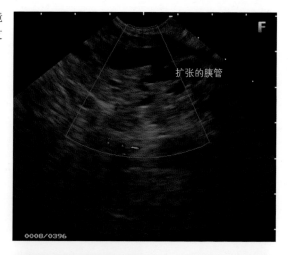

图 12.26 线性超声内镜显示主胰管结石及其后方声影

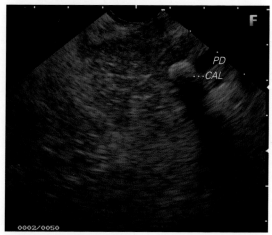

12.4.1.1 诊断

　　可使用 9 条等权重的 EUS 标准评分系统来诊断早期慢性胰腺炎（表 12.1，图 12.23 ~ 图 12.26）。这一评分系统的准确性已经被多项研究如 ERCP 或组织学参照标准所证实。大于 5 条标准时，慢性胰腺炎的诊断可成立；小于 2 条标准时可排除。EUS 有高估慢性胰腺炎诊断的趋势，最近的罗斯蒙特分类法试图解决这一问题，但仍需等待更广泛的接受。

图 12.27　线性超声内镜显示胰管结石

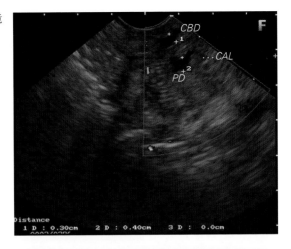

图 12.28　线性超声内镜显示壶腹部肿瘤

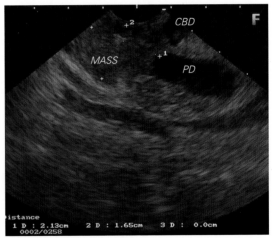

12.4.1.2 病因学

　　EUS 检查能为堵塞性慢性胰腺炎或特发性复发性慢性胰腺炎提供病因学信息。胰腺导管钙化或结石堵塞、胰管肿瘤、导管内乳头状黏液性瘤或壶腹部肿瘤能被 EUS 发现并诊断（图 12.27、图 12.28）。

　　线扫 EUS 能可靠地排除胰腺分裂，方法是从主乳头向胰体方向追踪主胰管，可见主胰管从腹侧胰跨过背侧胰（图 12.22）。在急性复发性胰腺炎患者中，可发现胆囊结石、胆总管结石、胆囊微结石或泥沙样结石（图 12.29、图 12.30）。

图 12.29　线性超声内镜显示胆囊内微结石，胆囊充盈良好，囊壁厚度正常

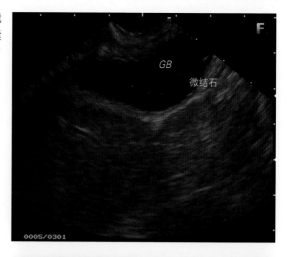

图 12.30　线性超声内镜显示胆总管内软结石或胆泥，其后方无声影

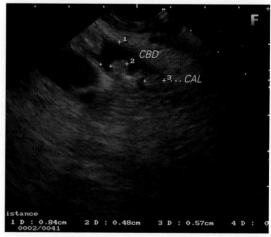

12.4.1.3 适合患者治疗方案的选择

　　EUS 能让慢性胰腺炎的患者避免不必要的诊断性 ERCP 检查，能判断患者是否能从内镜治疗中获益，如胰腺分裂、胆管或胰管结石、狭窄及囊肿的诊断。EUS 能协助鉴别假性囊肿、胰腺囊性肿瘤和假性动脉瘤。当 ERCP 引导的内镜下治疗失败时，可考虑 EUS 引导下胰腺疾病内镜治疗。

12.4.1.4 慢性胰腺炎患者恶性疾病的诊断

慢性胰腺炎的患者可能有炎性包块，必须与胰腺腺瘤进行鉴别。虽然 EUS 在这方面鉴别的效率有限，但可以通过造影对比增强 EUS 以及 FNA 来提高。

12.4.2 自身免疫性胰腺炎

自身免疫性胰腺炎作为慢性胰腺炎的一种，最近越来越被临床所认识，其常类同为胰腺实体性肿块。

典型发现

（1）弥漫性胰腺腊肠样肿大，或结节样低回声肿块；

（2）主胰管不规则狭窄，并高回声管壁；

（3）常见胆总管远侧狭窄并管壁向心性增厚；

（4）假性囊肿或液体积聚不常见；

（5）缺乏其他的自身免疫性疾病生化指标。

可通过化验血 IgG4 水平（85% 以上的患者可升高）以及 EUS 介导的切割活检来证实诊断（免疫组织化学 IgG4 染色阳性）。

12.4.3   胰腺肿瘤

12.4.3.1 胰腺腺癌

胰腺腺癌是胰腺最常见的肿瘤，EUS 具有高的敏感性和特异性来诊断胰腺癌，尤其对小于 2 cm 的病变。

典型发现（图 12.31、图 12.32）

（1）胰腺低回声肿块；

（2）病变小于 2 cm 时，一般具有完整的包裹且内部回声均匀；

（3）病变较大时，多内部不均匀，边界不明显，有纤维化，内部有无回声时说明有坏死存在；

（4）肿瘤内部钙化较少见，除非肿瘤发生于慢性胰腺炎背景之下；

（5）肿瘤上游胰管多有扩张，扩张程度一致，而慢性胰腺炎患者的胰管扩张不规则，且管壁可见；

（6）自尾端向头端追寻胰管，常可发现胰头端小肿瘤，胰腺周围组织多正常，除非发生于慢性胰腺炎背景之下。

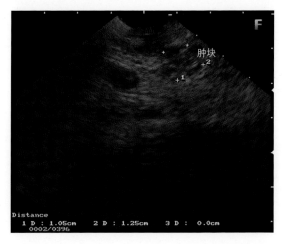

图 12.31   线性超声内镜
显示胰腺体部小肿块

图 12.32 线性超声内镜显示胰腺内均质低回声肿块

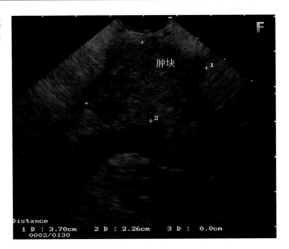

12.4.3.2 胰腺神经内分泌肿瘤

　　胰腺神经内分泌肿瘤约占胰腺肿瘤的 10%，主要包括两种类型：有功能型占 70% ~ 85%；无功能型占 15% ~ 30%。这取决于肿瘤是否分泌能带来典型临床症状的肿瘤异位激素。临床最常见的两类神经内分泌肿瘤为胰岛素瘤和胃泌素瘤。EUS 检查是最敏感的影像学检查模式（敏感性 77% ~ 94%）。EUS-FNA 在将近 90% 的小的神经内分泌肿瘤患者诊断是准确的。

典型发现（图 12.33）
(1) 小的清晰的有包裹的低回声肿块，常沿胰腺表面的前壁或后壁分布；
(2) 多普勒显示血运丰富；
(3) 肿瘤较大时常可见内部囊性坏死区域；
(4) EUS 或外科手术病理鉴别良、恶性是困难的，证实其是否为恶性的方法为长期随访看是否有转移。

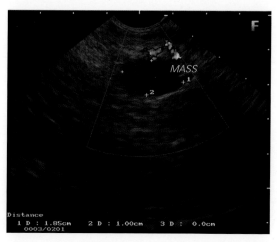

图 12.33 线性超声内镜显示胰腺体部包裹良好的低回声肿块，提示胰腺神经内分泌肿瘤

12.4.3.3 胰腺实性乳头状上皮瘤

　　胰腺实性乳头状上皮瘤是一种少见的主要发生于 15～45 岁女性患者的肿瘤。虽然诊断时肿瘤已经很大，但这种肿瘤恶性潜能非常低，常发生于胰腺体尾部且手术切除预后良好。

> 典型发现（图 12.34）
> （1）混合型囊实性包裹良好的肿瘤；
> （2）EUS 边界清晰；
> （3）应与神经内分泌肿瘤相鉴别。

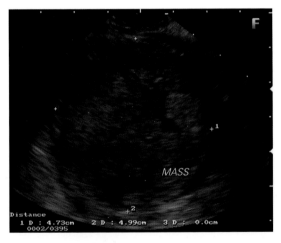

图 12.34　一例 19 岁女性患者胰腺体部巨大有包裹的回声不均匀性肿块，FNA 证实为胰腺实性乳头状上皮瘤

12.4.3.4 胰周和腹膜后肿大淋巴结

　　CT 报告的胰腺头部肿块常为结核性肿大淋巴结、淋巴瘤或转移灶。

典型发现（图 12.35、图 12.36）

(1) 圆形或卵圆形低回声或等回声病变，与胰腺分离；

(2) 结核性淋巴结表现为多结节样外观；

(3) 位于胰腺周围，不在胰腺内部，为鉴别是肿大淋巴结或胰腺肿瘤，应追踪正常胰腺到肿瘤的边界。如果病变在胰腺内部，则为胰腺肿瘤；如病变在胰腺边缘，则可能为肿大淋巴结；

(4) 胰管内径正常；

(5) 在其他部位可见肿大淋巴结。

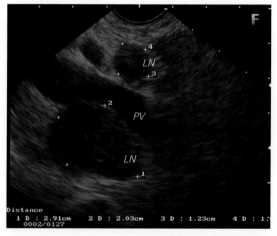

图 12.35　非霍奇金淋巴瘤患者门静脉两侧可见多发肿大低回声边界清晰淋巴结，淋巴结呈圆形外观及中央低回声，FNA 证实该诊断

图 **12.36** 结核病患者胰腺周围结节状肿大淋巴结，中央有坏死

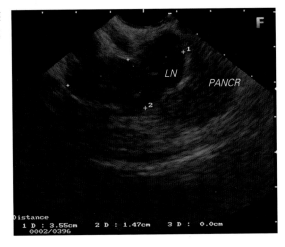

12.4.3.5 EUS 诊断实性胰腺肿瘤的局限性

EUS 是探查胰腺肿瘤最准确的影像学方法，准确率为 96%（范围 86% ~ 100%），但仍有可能漏诊部分病例。

常见假阴性的原因：有慢性胰腺炎的背景存在；癌症弥漫性浸润；明显的腹胰与背胰分裂；最近 4 周内的急性胰腺炎所致的水肿可能掩盖局灶性肿块病变；放置了胆管或胰管支架，支架声影或气体伪影掩盖病变。

如果强烈怀疑胰腺癌的存在，应在 2 ~ 3 月后重复 EUS 检查随访。在 EUS 检查之前暂时移除胆道塑料支架可能对诊断有帮助。

12.4.4　胰腺囊性病变

12.4.4.1　胰腺囊性疾病的分类

> ◆ 先天性单发性囊肿占 5% ~ 10%；
> ◆ 假性囊肿占 80% ~ 90%；
> ◆ 囊性肿瘤占 5% ~ 10%。
> ——浆液性囊腺瘤，
> ——黏液性囊腺瘤，
> ——黏液性囊腺癌以及导管内乳头状黏液瘤。

　　先天性单发性囊肿见于 Von Hippel Lindau 病，成人多囊肾中或偶然发现。EUS 表现正常胰腺中的小的薄壁的均一无回声的病变（图 12.37）。

图 12.37　线性超声内镜显示胰腺头部单发囊肿

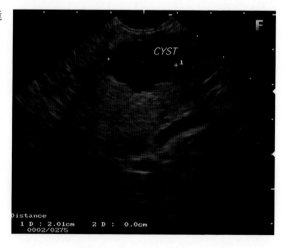

12.4.4.2 胰腺假性囊肿

胰腺假性囊肿继发于急慢性胰腺炎。

> 典型发现（图 12.38）
> （1）无分隔的单腔液体积聚；
> （2）底部可见坏死残迹；
> （3）无壁结节。

图 12.38　单发囊腔的胰腺假性囊肿，底部可见沉积物

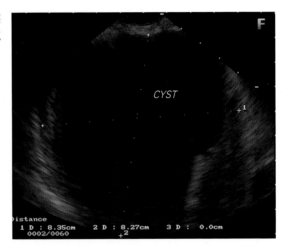

12.4.4.3 胰腺囊性肿瘤

浆液性囊腺瘤呈蜂巢样多发小囊样变；黏液性囊腺瘤较大，内部可见分隔和壁结节；导管内乳头状黏液瘤分为主胰管型和分支胰管型，可见其与胰管有交通，有主胰管扩张及壁结节（图 12.39 ~ 图 12.42）。各种胰腺囊性病变的比较见表 16.1。

图 12.39　胰腺头部巨大包裹良好肿块，内见多发小囊性病变——浆液性囊腺瘤，呈典型的蜂巢样外观，体积较大的囊肿可作为超声内镜引导下穿刺抽吸的靶标

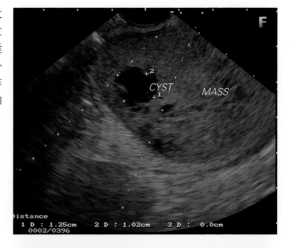

图 12.40　胰腺黏液性肿瘤的特征性表现为巨大囊性多发分隔

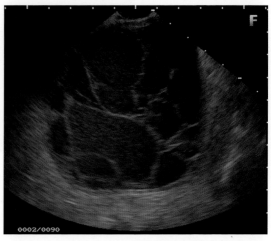

图 **12.41** 主胰管型导管内乳头状黏液瘤患者中可见带实性成分的主胰管囊性扩张

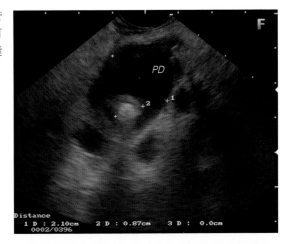

图 **12.42** 胰腺黏液性囊腺癌的典型表现为带实性成分的巨大囊性肿瘤，影像右侧可见扩张的胆总管

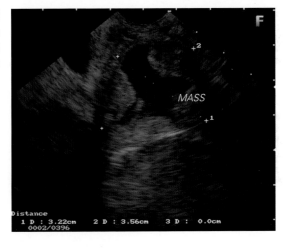

12.5　胆总管疾病的 EUS 检查

12.5.1　胆总管结石

　　EUS 检查诊断胆总管及壶腹部结石的特异性、敏感性及准确率非常高（93% ~ 99%），多项随机对比研究证实其准确率明显优于 MRCP（82% ~ 95%）及螺旋 CT（86% ~ 94%）。对于在 MRCP 检查时敏感性受限的胆总管管径正常的小结石以及壶腹部附近的结石，EUS 检查尤其有用。

> 典型发现（图 12.43、图 12.44）
> （1）导管内高亮回声点；
> （2）楔形的后方声影；
> （3）胆总管常扩张；
> （4）小结石或泥沙样颗粒的声影可能不明显。

图 12.43　线性超声内镜显示正常内径胆总管内带声影的结石（箭）

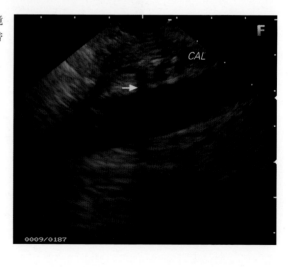

图 12.44 线性超声内镜显示扩张胆总管（*CBD*）内的结石（*CAL*）及其后方声影

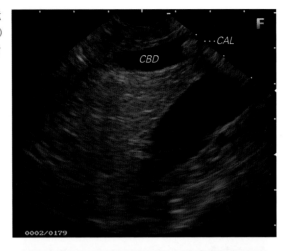

图 12.45 线性超声内镜显示残余胆囊管内的巨大结石

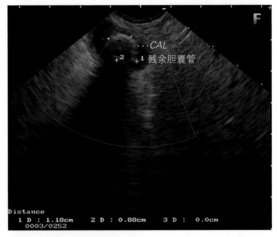

　　壶腹部的结石可被 EUS 有效地诊断，在此处进行检查时，为得到壶腹部高清晰的影像，常在十二指肠注满水，同时应用解痉药抑制蠕动。EUS 常用于检查胆囊切除术后有症状的患者是否有残余胆囊管内的结石（图 12.45）。

12.5.2　解剖变异和发育畸形

　　线扫 EUS 可诊断胆总管囊肿，Ⅱ 型胆总管囊肿应与十二指肠壶腹

图 **12.46** 线性超声内镜
显示 II 型胆总管囊肿

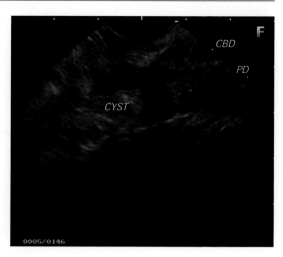

部近端囊肿重复畸形鉴别（图 12.46）。

12.5.3 胆总管导管内肿瘤

胆管内肿瘤可表现为增生性导管内肿块或纤维性狭窄。

典型发现（图 12.47、图 12.48）
（1）胆总管内软组织肿块并胆总管近端扩张；
（2）与胆总管结石相比，其无后方声影；
（3）管腔外 EUS 辨别纤维性病变困难。

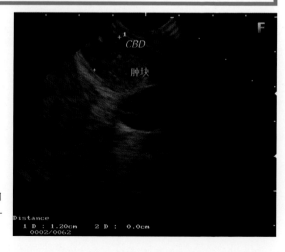

图 **12.47** 扩张胆总管内
无声影的软组织肿块——
导管内胆管癌

图 12.48 胆管癌浸润胰
腺头部，邻近胆总管扩张

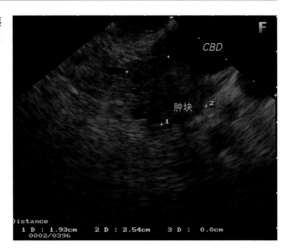

12.5.4　壶腹部肿瘤

　　壶腹部可发生腺瘤、腺癌或其他肿瘤。腺瘤为癌前病变。肿瘤可表现为息肉样或溃疡性，息肉样病变内镜可见或位于壶腹部腔内。

> 典型的 EUS 和十二指肠镜发现（图 12.49）
> （1）壶腹部低回声肿块；
> （2）常见胆总管和胰管扩张；
> （3）肿瘤浸润入深层常提示恶性病变。

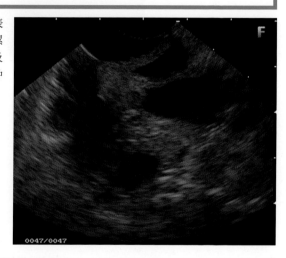

图 12.49　壶腹部腺癌表现为不规则低回声肿瘤累及壶腹，扩张的胆总管及主胰管汇流于肿瘤处，肿瘤位于壶腹部。

12.6　胆囊疾病的 EUS 检查

12.6.1　胆囊微结石

　　EUS 检查能发现其他影像检查不能发现的胆囊微结石。非经口饮食的患者中常能发现胆囊内分层的胆泥；经口饮食恢复后，胆泥常常消失。这是生理性的，不必看作异常。应排除患者急性应急状态，口服饮食恢复同时禁食 6 h 以上再行胆囊微结石的检查。

> 典型发现
> （1）无回声背景下多发小亮点——星空征；
> （2）胆囊扩张，囊壁正常。

12.6.2　胆囊结石和胆囊炎

典型发现
(1) 带后方声影的高回声点；
(2) 慢性胆囊炎时表现为胆囊壁增厚、皱缩。

12.6.3　胆囊癌

典型发现（图 12.50）
(1) 胆囊壁起源的软组织肿块；
(2) 侵入壁内提示为恶性病变。

图 12.50　胆囊腔
内软组织肿块——
胆囊癌

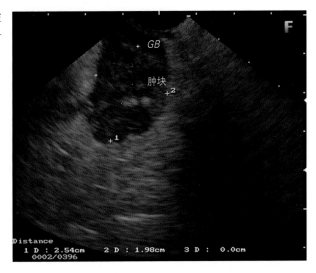

12.7　胆道胰腺癌的 EUS 分期

　　EUS 检查可用于胆道胰腺癌的 TN 分期，其有较高的敏感性和特异性，尤其对小于 2 cm 的肿瘤。EUS 可较好地探查门静脉和脾静脉是否累及（图 12.51）。对于肠系膜上动脉是否累及螺旋，CT 探查要优于

图 **12.51**　线性超声内镜
第 2 站点扫描显示胰头癌
累及门静脉

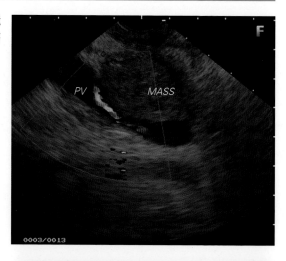

图 **12.52**　线性超声内镜
显示胰腺癌淋巴结转移患
者腹腔干（*CELIAC LA*）
部位肿大低回声淋巴结

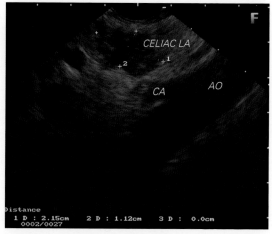

EUS 检查。

　　EUS 能准确检查是否有局部肿大淋巴结，虽然 FNA 来确认转移是必要的。但重要淋巴结站的检查非常重要，包括胃周、胰腺周围、腹膜后、肝门部、腹腔干区域以及纵隔（图 12.52）。

　　EUS 判断 M 分期有所局限，但偶尔可发现其他检查不能发现的少量腹水或肝左叶转移灶（图 12.53、图 12.54）。

图 12.53 胰腺癌患者应用陷凹少量腹水 (*ASCITES*)，应用腹水细胞学找到恶性细胞，表明为 4 期癌

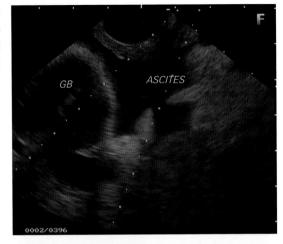

图 12.54 线性超声内镜显示肝左叶小转移灶

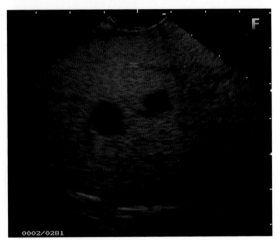

12.8 血管异常

肿瘤侵犯或急慢性胰腺炎可致门静脉或脾静脉栓塞（图 12.55）。EUS 检查可发现食道、胃、十二指肠、胆管周围以及腹膜后的侧支血管（曲张静脉）。EUS 可发现门脉性胆道病所致的胆道堵塞（图 12.56）。

EUS 预测血管累及的标准
（1）血管壁失去正常界面；
（2）血管壁不规则；
（3）血管横切面被环形包绕；
（4）管腔狭窄；
（5）血管内充盈缺损；
（6）血管闭塞；
（7）侧支静脉。

图 12.55 线 性 超 声
内镜 显 示 门静脉栓塞
（*THROMBUS*）

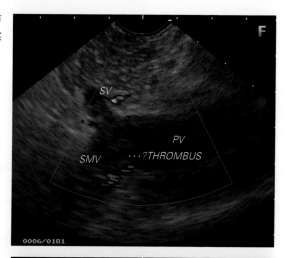

图 12.56 线性超声内镜
显示胆总管周围曲张静脉
（*VARICES*）

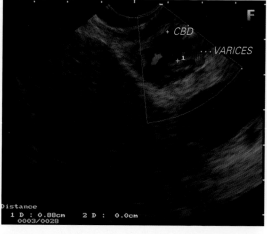

参考文献

[1] Gress F, Savides T, Cummings O et al (1997) Radial scanning and linear array endosonography for staging pancreatic cancer: a prospective randomized comparison. Gastrointest Endosc 45(2):138–142. doi:S0016-5107(97)70236-0 [pii].

[2] Lankisch PG, Seidensticker F, Otto J et al (1996) Secretin-pancreozymin test (SPT) and endoscopic retrograde cholangiopancreatography (ERCP): both are necessary for diagnosing or excluding chronic pancreatitis. Pancreas 12(2):149–152.

[3] Lees WR (1986) Endoscopic ultrasonography of chronic pancreatitis and pancreatic pseudocysts. Scand J Gastroenterol Suppl 123:123–129.

[4] Catalano MF, Lahoti S, Geenen JE et al (1998) Prospective evaluation of endoscopic ultrasonography, endoscopic retrograde pancreatography, and secretin test in the diagnosis of chronic pancreatitis. Gastrointest Endosc 48(1):11–17. doi:S0016510798001679 [pii].

[5] Sahai AV, Zimmerman M, Aabakken L et al (1998) Prospective assessment of the ability of endoscopic ultrasound to diagnose, exclude, or establish the severity of chronic pancreatitis found by endoscopic retrograde cholangiopancreatography. Gastrointest Endosc 48(1):18–25. doi:S0016510798001849 [pii].

[6] Wiersema MJ, Hawes RH, Lehman GA et al (1993) Prospective evaluation of endoscopic ultrasonography and endoscopic retrograde cholangiopancreatography in patients with chronic abdominal pain of suspected pancreatic origin. Endoscopy 25(9):555–564. doi:10.1055/s-2007-1010405.

[7] Varadarajulu S, Eltoum I, Tamhane A et al (2007) Histopathologic correlates of noncalcific chronic pancreatitis by EUS: a prospective tissue characterization study. Gastrointest Endosc 66(3):501–509. doi:S0016-5107(06)03557-7 [pii] 10.1016/j.gie.2006.12.043.

[8] Chong AK, Hawes RH, Hoffman BJ et al (2007) Diagnostic performance of EUS for chronic pancreatitis: a comparison with histopathology. Gastrointest Endosc 65(6):808–814. doi:S0016-5107(06)02951-8 [pii] 10.1016/j.gie.2006.09.026.

[9] Catalano MF, Sahai A, Levy M et al (2009) EUS-based criteria for the diagnosis of chronic pancreatitis: the Rosemont classification. Gastrointest Endosc 69(7):1251–1261. doi:S0016-5107(08)02339-0 [pii] 10.1016/j.gie.2008.07.043.

[10] Stevens T, Lopez R, Adler DG et al (2010) Multicenter comparison of the interobserver agreement of standard EUS scoring and Rosemont classification scoring for diagnosis of chronic pancreatitis. Gastrointest Endosc 71(3):519–526. doi:S0016-5107(09)02697-2 [pii] 10.1016/j.gie.2009.10.043.

[11] Yusoff IF, Raymond G, Sahai AV (2004) A prospective comparison of the yield of EUS in primary vs. recurrent idiopathic acute pancreatitis. Gastrointest Endosc 60(5):673–678. doi:doi:S0016510704020188 [pii].

[12] Chen RY, Hawes RH (2002) Idopathic acute pancreatitis: is EUS worth doing? Am J Gastroenterol 97(5):1244–1246. doi:10.1111/j.1572-0241.2002.05674.x.

[13] Liu CL, Lo CM, Chan JK et al (2000) EUS for detection of occult cholelithiasis in patients with idiopathic pancreatitis. Gastrointest Endosc 51(1):28–32. doi:S0016510700784318 [pii].

[14] Lai R, Freeman ML, Cass OW et al (2004) Accurate diagnosis of pancreas divisum by linear-array endoscopic ultrasonography. Endoscopy 36(8):705–709. doi:10.1055/s-2004-825663.

[15] Frossard JL, Sosa-Valencia L, Amouyal G et al (2000) Usefulness of endoscopic ultrasonography in patients with "idiopathic" acute pancreatitis. Am J Med 109(3):196–200. doi:S0002-9343(00)00478-2 [pii].

[16] Robison LS, Canon CL, Varadarajulu S et al (2010) Autoimmune pancreatitis mimicking pancreatic cancer. J Hepatobiliary Pancreat Sci. doi:10.1007/s00534-010-0321-1.

[17] Farrell JJ, Garber J, Sahani D et al (2004) EUS findings in patients with autoimmune pancreatitis. Gastrointest Endosc 60(6):927–936. doi:S0016510704022308 [pii].

[18] Kubota K, Kato S, Akiyama T et al (2009) A proposal for differentiation between early- and advanced-stage autoimmune pancreatitis by endoscopic ultrasonography. Dig Endosc 21(3):162–169. doi:DEN879 [pii] 10.1111/j.1443-1661.2009.00879.x.

[19] Levy MJ, Reddy RP, Wiersema MJ et al (2005) EUS-guided trucut biopsy in establishing autoimmune pancreatitis as the cause of obstructive jaundice. Gastrointest Endosc 61(3): 467–472. doi:S0016510704028020 [pii].

[20] Varadarajulu S, Wallace MB (2004) Applications of endoscopic ultrasonography in pancreatic cancer. Cancer Control 11(1):15–22.

[21] Brugge WR (1995) Pancreatic cancer staging. Endoscopic ultrasonography criteria for vascular invasion. Gastrointest Endosc Clin N Am 5(4):741–753.

[22] Anderson MA, Carpenter S, Thompson NW et al (2000) Endoscopic ultrasound is highly accurate and directs management in patients with neuroendocrine tumors of the pancreas. Am J Gastroenterol 95(9):2271–2277. doi:S0002-9270(00)01272-7 [pii] 10.1111/j.1572-0241. 2000.02480.x.

[23] Akahoshi K, Chijiiwa Y, Nakano I et al (1998) Diagnosis and staging of pancreatic cancer by endoscopic ultrasound. Br J Radiol 71(845):492–496.

[24] Bhutani MS, Gress FG, Giovannini M et al (2004) The No Endosonographic Detection of Tumor (NEST) study: a case series of pancreatic cancers missed on endoscopic ultrasonography. Endoscopy 36(5):385–389. doi:10.1055/s-2004-814320.

[25] Agarwal B, Abu-Hamda E, Molke KL et al (2004) Endoscopic ultrasound-guided fine needle aspiration and multidetector spiral CT in the diagnosis of pancreatic cancer. Am J Gastroenterol 99(5):844–850. doi:10.1111/j.1572-0241.2004.04177.x AJG4177 [pii].

[26] Catanzaro A, Richardson S, Veloso H et al (2003) Long-term follow-up of patients with clinically indeterminate suspicion of pancreatic cancer and normal EUS. Gastrointest Endosc 58(6):836–840. doi:S0016510703023010 [pii].

[27] Balthazar EJ, Chacko AC (1990) Computed tomography of pancreatic masses. Am J Gastroenterol 85:343–349.

[28] Lennon AM, Penman ID (2006) EUS in evaluation of pancreatic cysts. In: Hawes RH, Fockens P (eds) Endosonography, 1st edn. Saunders/Elsevier, Philadelphia, pp 205–216.

[29] Kohut M, Nowakowska-Dulawa E, Marek T et al (2002) Accuracy of linear endoscopic ultrasonography in the evaluation of patients with suspected common bile duct stones. Endoscopy 34(4):299–303. doi:10.1055/s-2002-23641.

[30] Prat F, Amouyal G, Amouyal P et al (1996) Prospective controlled study of endoscopic ultrasonography and endoscopic retrograde cholangiography in patients with suspected common-bileduct lithiasis. Lancet 347(8994):75–79.

[31] Canto MI, Chak A, Stellato T et al (1998) Endoscopic ultrasonography versus cholangiography for the diagnosis of choledocholithiasis. Gastrointest Endosc 47(6):439–448. doi:S0016510798001394 [pii].

[32] Scheiman JM, Carlos RC, Barnett JL et al (2001) Can endoscopic ultrasound or magnetic resonance cholangiopancreatography replace ERCP in patients with suspected biliary disease? A prospective trial and cost analysis. Am J Gastroenterol 96(10):2900–2904. doi:S0002-9270(01)02807-6 [pii] 10.1111/j.1572-0241.2001.04245.x.

[33] de Ledinghen V, Lecesne R, Raymond JM et al (1999) Diagnosis of choledocholithiasis: EUS or magnetic resonance cholangiography? A prospective controlled study. Gastrointest Endosc 49(1):26–31. doi:S0016510799000073 [pii].

[34] Palazzo L, Girollet PP, Salmeron M et al (1995) Value of endoscopic ultrasonography in the diagnosis of common bile duct stones: comparison with surgical exploration and ERCP. Gastrointest Endosc 42(3):225–231. doi:S0016510795001374 [pii].

[35] Sugiyama M, Atomi Y (1997) Endoscopic ultrasonography for diagnosing choledocholithiasis: a prospective comparative study with ultrasonography and computed tomography. Gastrointest Endosc 45(2):143–146. doi:S0016-5107(97)70237-2 [pii].

[36] Gress FG, Hawes RH, Savides TJ et al (1999) Role of EUS in the preoperative staging of pancreatic cancer: a large single-center experience. Gastrointest Endosc 50(6):786–791.

doi:S0016510799005854 [pii].

[37] Soriano A, Castells A, Ayuso C et al (2004) Preoperative staging and tumor resectability assessment of pancreatic cancer: prospective study comparing endoscopic ultrasonography, helical computed tomography, magnetic resonance imaging, and angiography. Am J Gastroenterol 99(3):492–501. doi:10.1111/j.1572-0241.2004.04087.x AJG4087 [pii].

[38] Yasuda K, Mukai H, Nakajima M et al (1993) Staging of pancreatic carcinoma by endoscopic ultrasonography. Endoscopy 25(2):151–155. doi:10.1055/s-2007-1010274.

[39] Lai L, Brugge WR (2004) Endoscopic ultrasound is a sensitive and specific test to diagnose portal venous system thrombosis (PVST). Am J Gastroenterol 99(1):40–44.

第五部分

超声内镜引导下细针穿刺活检术
（EUS-FNA）

EUS-FNA 技术

13

Amol Bapaye，Advay Aher

13.1 说明

EUS-FNA 是最常用的超声内镜介入手术。纵隔、腹膜后、胰腺或消化道壁的肿块性病变或肿大淋巴结需要通过 EUS-FNA 获得组织学诊断以选择最好的治疗方案。EUS-FNA 由 Vilmann 等首先报道。

13.2 适应证

消化道需要获得组织学诊断的各种病变。

A. Bapaye，M. D.（M. S.）（✉）
Department of Digestive Diseases and Endoscopy，
Deenanath Mangeshkar Hospital and Research Center，
Erandwane，Pune 411004，Maharashtra，India
e-mail：amolbapaye@gmail.com

A. Aher，
Clinical Research Fellow，Department of Digestive Diseases and Endoscopy，
Deenanath Mangeshkar Hospital and Research Center，
Erandwane，Pune 411004，Maharashtra，India

K. Akahoshi，A. Bapaye（eds.），*Practical Handbook of Endoscopic Ultrasonography*，
DOI 10.1007/978-4-431-54014-4_13，© Springer 2012

13.3　设备

13.3.1　内镜

线扫凸阵超声内镜（EG-530UT，Fujifilm Inc.，日本或其他生产商制造的线扫超声内镜）用于 EUS-FNA 操作。

13.3.2　穿刺针

标准的 EUS-FNA 穿刺针已有数个厂家生产，不同型号的针分别为 19G、22G、25G，FNA 最常用的为 22G 穿刺针。依据针芯的不同也有不同的选择，如圆头或锐尖，伸出或与针尖相平。

13.3.3　其他设备

组织学玻片，固定剂，容器，组织或细胞保存溶液。需要细胞病理学医生在场，但非强制性。如有细胞病理学医生在场，内镜室需有显微镜、染色剂等。

13.4　技术

过去的 20 年，EUS-FNA 技术已经标准化。不同的操作者或在不同的解剖部位操作 FNA 可能会有所区别。本节所述标准 FNA 技术适用于多数情况。如有特殊的情况，将在不同的章节进行描述。

13.4.1　患者准备注意点

确认患者凝血功能正常，并建议患者暂停服用抗凝药物；抗生素不作为常规应用，但对有术后感染高风险的患者应使用抗生素，如囊性病变穿刺患者，心瓣膜缺陷患者，或心脏移植患者。

图 13.1 将病变定位于沿上方标记线，以准备细针穿刺活检术（FNA）

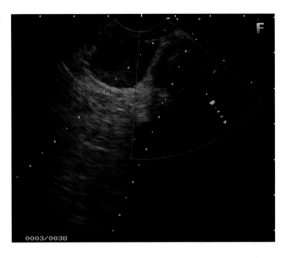

13.4.2 FNA 患者的病灶定位和内镜位置

（1）在线扫超声胃镜下定位病灶。

（2）激活显示屏穿刺针道导轨线（两条逐渐分离的点状绿色虚线），在 FNA 过程中，针道沿上方虚线。下方虚线代表通过抬钳器抬钳针道可能达到的最大垂直移位。

（3）将病变置于这一轨迹的自然通道中，最好位于上方点线或在 2 条线之间（图 13.1）。在 FNA 中尽量少使用抬钳器。

（4）将病灶靠近换能器（1～2 cm）。

（5）利用彩色多普勒确认针道内无血管（图 13.1）。

（6）尽量保持内镜直线状态是一般原则。

（7）某些情况下，将内镜揳入顶住肠道壁是有益的，这样可能利用机械优势将针刺入病灶（如十二指肠球部穿刺胰头部病变时需保持长镜身成袢状态）（图 16.1）。

13.4.3 超声内镜的入针方法

（1）检查确认穿刺针各部分的功能是否良好，针芯未置入穿刺针。

（2）确保超声内镜尽量保持直线状态，将穿刺针插入内镜钳道；如果感觉进针有阻力，应回撤内镜使其保持直线状态再进一步推进穿刺针；不要试图强行推入穿刺针，以免损坏钳道。

（3）将穿刺针针鞘头端置于内镜头端 1~1.5 cm 换能器上方处，适当调整针鞘长度并固定。用 Luer 锁锁定穿刺针于活检钳道内。

（4）再次定位超声内镜，将病变置于想要的位置。如果内镜处于长镜身成袢状态，穿刺针鞘可能回缩到内镜头端内，此时需重新推进针鞘数厘米以补偿其回缩的距离。

（5）在以上的操作中，始终保持抬钳器处于打开状态。

13.4.4　穿刺针的准备

（1）固定位置，锁定针鞘。

（2）测量出针点（屏幕 1 点钟方位）到病灶中心的距离。

（3）设定这一距离的穿刺针中止点。

（4）将针芯拔出约 5 mm，暴露穿刺针的斜切锐利头端以利穿刺。当长镜身成袢状态使用 19G 穿刺针时，穿刺针进入病灶再拔出针芯较为困难，此时可无针芯穿刺来完成 FNA。

图 13.2　握持 FNA 针的手势

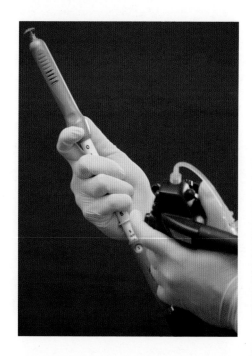

（5）握持穿刺针推荐位置（图 13.2），右手掌心和最后三指握住针柄的固定部分，右手大拇指和食指握住针柄可移动部分，这样可以精细控制穿刺针的移动。

13.4.5 穿刺病灶

图 13.3 线性超声内镜显示沿上方点状线的针道

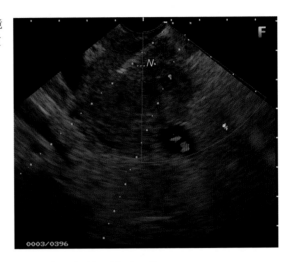

（1）多次应用彩色多普勒确认穿刺区域无血管。

（2）通过上、下旋钮将内镜头端向上偏转并固定，这样固定内镜可防止在穿刺针推入内镜头端时远离肠壁。

（3）彻底打开抬钳器。

（4）推入穿刺针数毫米，使其在超声显示器上可见（图 13.3）。

（5）在超声介导下进一步推进穿刺针至病灶处；如果穿刺针头进入病灶时在超声视野中消失，应停止试图进一步穿刺进针的动作；轻微的旋转通常可将穿刺针重新带入视野；如果失败，缓慢回撤穿刺针以辨别针头，发现针头时再次进针；如果仍然失败，应完全撤出穿刺针，重新定位内镜再行穿刺。

（6）通过抬钳器引导进针有时是必要的；作为原则，应尽量少使用抬钳器，以免增加针道的阻力。

（7）当病灶坚硬，而内镜处于长镜身成袢状态，穿刺针进入病灶很困难时，先将穿刺针刺入肠壁，再将内镜推进以使穿刺针刺入

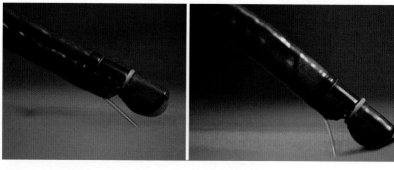

图 13.4 提插技术

病灶（图 13.4）。

(8) 对于小而移动的病灶，先将穿刺针刺入肠壁，再刺入病灶（即两步法），有时是有帮助的。

(9) 当穿刺针在位良好并可见的时候，应拔出针芯；可在针芯拔出之前，将针芯完全推入，以将针道针尖内可能的黏膜组织驱除，再拔出针芯。

(10) 可使用 5 或 10 mL 负压吸引注射器（制造商一般有提供）提供持续吸引。部分超声内镜操作者不太选择负压吸引注射器是因为虑及其可能导致血液吸入而影响病理学检查结果。

(11) 在病灶内猛刺以切割细胞，来回移动穿刺针数次（10 ~ 12次）；快速刺入以切割细胞，慢速拔出以待细胞进入穿刺针；保持穿刺针时刻在病灶内；不要将穿刺针直接拔出病灶而进入肠腔内，否则穿刺标本可能被吸入注射器而无法进一步处理。

(12) 始终将内镜头端向上偏转以保持靠近肠壁。

(13) 穿刺一次完成后，先关闭负压吸引，再完全撤出穿刺针至针鞘内。

(14) 将锁滑至最高处锁定，自内镜中拔出穿刺针。

13.4.6 标本收集

将穿刺吸引物注入有适当保存液的容器和 / 或载玻片上；可用注射

器向穿刺针注入约 10 mL 空气，或用针芯缓慢推入以收集组织液滴至载玻片上。笔者选用针芯缓慢推入法可更好地控制组织的推出以及接下来的收集。将载玻片交给现场病理医生或依据每个医院的具体要求将标记好的载玻片、组织容器交给病理实验室。涂片的具体技术细节见第 14 章。

13.4.7 再次穿刺的准备

如果有现场病理医生，他 / 她会指导是否需行再次穿刺；如果没有病理医生在场，目前数据认为应行至少 5 针穿刺来取得充足的组织标本。

如果没有损坏或针尖太钝，可以使用同一穿刺针进行穿刺。用水和空气冲洗穿刺针，重新插入针芯。如果针头弯曲，应予矫直。

13.5 并发症

EUS-FNA 的潜在并发症

（1）**出血**：需要外科手术或放射介入治疗的不可控的大出血虽有报道，却十分罕见。在穿刺过程中血管被刺破可能导致出血。如果拔针后穿刺点可见出血，将球囊充盈后压迫 5 min，这可能会延缓或阻止出血。

（2）**感染**：囊性病变 FNA 术后有较高的感染风险，在进行囊性病变穿刺或引流时应使用抗生素。

（3）**穿孔**：22G 穿刺针穿刺基本未见报道，19G 穿刺针穿刺偶有报道。

（4）**肿瘤种植**：虽然少于 CT 引导下细针穿刺活检术后的种植转移，EUS-FNA 仍可能导致肿瘤的针道种植。进行 EUS-FNA 时应注意将穿刺点选在接下来外科手术能切除的部位，如胰头部肿块可选择十二指肠作为穿刺点。另外，尚需考虑权衡种植风险与不进行 FNA 术前诊断的手术风险。

（5）**胰腺炎**：EUS-FNA 胰腺肿块穿刺术后胰腺炎发生率约为 1%。

参考文献

[1] Vilmann PJG, Henriksen FW, Hancke S (1992) Endoscopic ultrasonography with guided fine needle aspiration biopsy in pancreatic disease: a new diagnostic procedure. Gastrointest Endosc 38:172–173.

[2] Wallace MB, Kennedy T, Durkalski V et al (2001) Randomized controlled trial of EUS-guided fine needle aspiration techniques for the detection of malignant lymphadenopathy. Gastrointest Endosc 54(4):441–447. doi:S0016510701559982 [pii].

[3] LeBlanc JK, Ciaccia D, Al-Assi MT et al (2004) Optimal number of EUS-guided fine needle passes needed to obtain a correct diagnosis. Gastrointest Endosc 59(4):475–481. doi:S0016510703028633 [pii].

[4] Affi A, Vazquez-Sequeiros E, Norton ID et al (2001) Acute extraluminal hemorrhage associated with EUS-guided fine needle aspiration: frequency and clinical significance. Gastrointest Endosc 53(2):221–225. doi:S0016510701370335 [pii].

[5] Diehl DL, Cheruvattath R, Facktor MA et al (2010) Infection after endoscopic ultrasound-guided aspiration of mediastinal cysts. Interact Cardiovasc Thorac Surg 10(2):338–340. doi:icvts.2009.217067 [pii] 10.1510/icvts.2009.217067.

[6] Micames C, Jowell PS, White R et al (2003) Lower frequency of peritoneal carcinomatosis in patients with pancreatic cancer diagnosed by EUS-guided FNA vs. percutaneous FNA. Gastrointest Endosc 58(5):690–695. doi:S0016510703020091 [pii].

[7] Eloubeidi MA, Tamhane A, Varadarajulu S et al (2006) Frequency of major complications after EUS-guided FNA of solid pancreatic masses: a prospective evaluation. Gastrointest Endosc 63(4):622–629. doi:S0016-5107(05)02108-5 [pii] 10.1016/j.gie.2005.05.024.

EUS–FNA 的细胞病理学

14

Vijayshri Pethe–Bhide，Amol Bapaye

14.1 说明

细针穿刺抽吸细胞学（FNAC）是指应用细针和负压注射器抽吸病灶或肿瘤组织，抽吸物包含分散或成簇的细胞。在涂片上可分析细胞形态、细胞核特征以及恶性细胞的其他特征。细针穿刺活检术（FNA）可检查组织学的结构模式和特征。恶性病变的病理学诊断应结合细胞学和组织结构的异常来进行诊断。不论影像学方法如何进步，组织和细胞病理学仍然是诊断恶性疾病的金标准。

V. Pethe–Bhide (✉)
Department of Pathology，Deenanath Mangeshkar Hospital and Research Center，
Erandwane，Pune 411004，Maharashtra，India
e–mail：drvijayshrimb@yahoo.com

A. Bapaye，M. D. (M. S.)
Department of Digestive Diseases and Endoscopy，
Deenanath Mangeshkar Hospital and Research Center，
Erandwane，Pune 411004，Maharashtra，India

K. Akahoshi，A. Bapaye（eds.），*Practical Handbook of Endoscopic Ultrasonography*，
DOI 10.1007/978–4–431–54014–4_14，© Springer 2012

14.2　标本的收集

行 EUS-FNA 操作时有现场细胞病理学医生有助于判断标本是否足够。如果没有细胞病理学医生在场，为提高诊断效率，应行多针（5 针以上）穿刺。在玻片上收集穿刺物有两种方法。

(1) 控制技术：将针芯重新插入穿刺针，缓慢推进，将内容物小心仔细推出，置于数条玻片上。

(2) 空气推进技术：应用注射器将空气注入穿刺针，将内容物推出，将标本收集至玻片上。该方法可能因推进过程的不可控而散失部分标本。

笔者多采用控制技术，依据标本的获得情况，现场病理医生可涂 1~5 张涂片。剩余的标本包括血凝块可收集在 10% 福尔马林溶液以行组织学检查。

14.3　细胞涂片的准备

将抽吸物 1 滴置于玻片的一端，另一玻片垂直于液滴将其推成薄层。涂片太厚时不能有效辨识，轻微用力，如果用力太大，可能导致细胞人为延长而使辨读困难。

14.3.1　涂片固定

建议在内镜室配置一台好的双目光学显微镜。空气干燥一张涂片，现场病理医生用甲苯胺蓝染色，涂片染色 60 s，然后用自来水冲洗。立刻显微镜下检查，判断标本是否足够。

余下的涂片置于装有 1 : 1 无水乙醇和乙醚混合液体固定剂的玻片染色缸中，稍后将固定好的涂片送病理学实验室进行巴氏染色，或者喷洒固定剂于涂片上。

14.3.2　现场细胞病理医生的作用

现场病理学医生可提高 EUS-FNA 检查的产出率。无现场病理学医生时标本不能用于诊断或标本不足的发生率为 13% ~ 19%；而当病理医生在场时，其发生率可下降 1.6% ~ 20.4%。现场立即评判标本是否充足可减少不满意的标本，增加敏感性以及整个 EUS-FNA 的准确率。不能开展现场快速评价的主要影响因素为时间、费用和专家。

本中心对快速现场病理检查进行了研究。使用回顾性 – 前瞻性对比研究，对 116 例回顾性无现场病理医生与 44 例前瞻性有病理医生判断标本收集的病理学产出率进行比较，结果显示无病理医生组为82.8%，而有病理医生组为 100%（$p<0.05$）。为确保标本充足的最少涂片数各有不同，Jhala 等认为在胰腺 EUS-FNA 中确保标本充足的最少涂片数平均为 15 张快速染色玻片。

14.3.3　细胞涂片的染色

病理学家使用不同染色法。巴氏染色在细胞学涂片中最常用，因其对细胞核和细胞浆均可染色良好；吉姆萨迪夫快速染色法、苏木精 – 曙红染色、吉姆萨染色等均可应用。

抗酸染色用于检查抗酸杆菌感染所形成的干酪样物以诊断结核。

液基保存细胞并进行超薄液基细胞涂片检查也可应用，但其准确性略低于传统细胞学检查。

14.4　10% 福尔马林固定活检组织

细针抽吸物含有细胞凝块。完成细胞涂片后，应将剩余物置于10% 福尔马林溶液中，稍后可用于组织学切片或涂片检查。EUS 引导的核心活检也应相同处理。细胞凝块和活检标本对需要免疫组织化学染色尤其重要，比如怀疑巢式淋巴瘤的淋巴结、转移性癌、神经内分泌肿瘤以及胃肠间质瘤等。

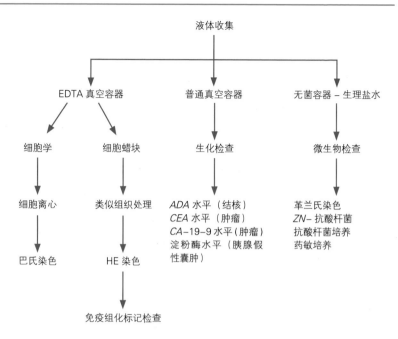

图 14.1　液体分析流程图（ADA- 腺苷脱氨酶，CA-19-9- 糖抗原，ZN- 抗酸染色）

14.5　液体和细胞学分析

EUS-FNA 抽吸标本的液体和细胞学检查分析是病理学检查的一部分。抽吸的液体来源于浆液性或黏液性囊性肿瘤、胰腺假性囊肿、其他的良性囊性病变或恶性肿瘤的囊性变性。结核性淋巴结中可抽吸到干酪样黏稠物。EUS 时也可抽吸少量胸腔积液和腹腔积液。

抽吸液体分析的流程图见图 14.1。应该明智地处理液体，所有相关的检查都应进行，部分可冷藏保存，以备以后进一步检查所需。

参考文献

[1]Hajdu SI (1977) Cytology from antiquity to Papanicolaou. Acta Cytol 21(5):668–676.

[2]Wallace MB, Kennedy T, Durkalski V et al (2001) Randomized controlled trial of EUS-guided fine needle aspiration techniques for the detection of malignant lymphadenopathy. Gastrointest Endosc 54(4):441–447. doi:S0016510701559982 [pii].

[3]LeBlanc JK, Ciaccia D, Al-Assi MT et al (2004) Optimal number of EUS-guided fine needle passes needed to obtain a correct diagnosis. Gastrointest Endosc 59(4):475–481. doi:S0016510703028633 [pii].

[4]Morse A (2002) Diagnostic cytopathology: specimen collection and preparation. In: Bancroft JD, Gamble M (eds.) Theory and practice of histological techniques, 5th edn. Churchill Livingstone, London, pp 621–636.

[5]Alsohaibani F, Girgis S, Sandha GS (2009) Does onsite cytotechnology evaluation improve the accuracy of endoscopic ultrasound-guided fine-needle aspiration biopsy? Can J Gastroenterol 23(1):26–30.

[6]Klapman JB, Logrono R, Dye CE et al (2003) Clinical impact of on-site cytopathology interpretation on endoscopic ultrasound-guided fine needle aspiration. Am J Gastroenterol 98(6):1289–1294. doi:S0002927003002466 [pii] 10.1111/j.1572-0241.2003.07472.x.

[7]Nasuti JF, Gupta PK, Baloch ZW (2002) Diagnostic value and cost-effectiveness of on-site evaluation of fine-needle aspiration specimens: review of 5,688 cases. Diagn Cytopathol 27(1):1–4. doi:10.1002/dc.10065.

[8]Bapaye A, Aher A, Bhide V et al (2010) A single center experience of EUS guided fine needle aspiration cytology (FNAC) in pancreatic mass lesions. J Gastroenterol Hepatol 25(suppl 2):A151.

[9]Jhala NC, Jhala D, Eltoum I et al (2004) Endoscopic ultrasound-guided fine-needle aspiration biopsy: a powerful tool to obtain samples from small lesions. Cancer 102(4):239–246. doi:10.1002/cncr.20451.

[10]Chhieng DC, Jhala D, Jhala N et al (2002) Endoscopic ultrasound-guided fine-needle aspiration biopsy: a study of 103 cases. Cancer 96(4):232–239. doi:10.1002/cncr.10714.

[11]Wilson I, Gamble M (2002) The hematoxylins and eosin. In: Bancroft JD, Gamble M (eds.) Theory and practice of histological techniques, 5th edn. Churchill Livingstone, London, pp 125–138.

[12]Anderson G, Bancroft J (2002) Tissue processing and microtomy. In: Bancroft JD, Gamble M (eds.) Theory and practice of histological techniques, 5th edn. Churchill Livingstone, London, pp 85–107.

[13]Dabbs DJ (2006) Immunohistology of metastatic carcinoma of unknown primary. In: Dabbs D (ed.) Diagnostic immunohistochemistry, 2nd edn. Churchill Livingstone Elsevier, pp 180-226.

食道与纵隔 EUS-FNA

15

Amol Bapaye，Advay Aher

15.1　说明

　　EUS 评估鉴别纵隔肿块性病变是准确的。以往获得纵隔病变组织学依据是非常困难的。EUS 引导下 FNA 可实时观察穿刺针的运动，准确地将针刺入肿瘤。多普勒功能进一步提高了操作的安全性。对于大部分的纵隔病变，不需将手术作为首次治疗的选择，故 EUS 可协助预防不必要的开胸手术。

　　EUS-FNA 的技术细节在相应章节中有所描述。本章节只讨论与纵隔 EUS-FNA 相关的特殊技巧，以及纵隔病变的 EUS 标准和细胞病理学。

A. Bapaye，M. D.（M. S.）（⊠）
Department of Digestive Diseases and Endoscopy，
Deenanath Mangeshkar Hospital and Research Center，
Erandwane，Pune 411004，Maharashtra，India
e-mail：amolbapaye@gmail.com

A. Aher
Clinical Research Fellow，Department of Digestive Diseases and Endoscopy，
Deenanath Mangeshkar Hospital and Research Center，
Erandwane，Pune 411004，Maharashtra，India

K. Akahoshi，A. Bapaye（eds.），*Practical Handbook of Endoscopic Ultrasonography*，
DOI 10.1007/978-4-431-54014-4_15，© Springer 2012

15.2   经食道 EUS-FNA 的适应证

◆ 食道黏膜下病变；
◆ 肺癌分期患者对侧纵隔淋巴结的 FNA；
◆ 无法解释的纵隔淋巴结肿大；
◆ 支气管镜未发现的可疑肺癌患者，存在食管旁肿块；
◆ 化疗后肿瘤再分期；
◆ 未知纵隔肿块病变的评估；
◆ 纵隔囊性肿块性病变的评估（注意预防感染的高风险）。

15.3   经食道 EUS-FNA 的技术要点

行食道壁或纵隔的肿块性病变 FNA 时需通过食道壁进行定位。

（1）食道系管状器官，FNA 穿刺针易于平行食道出针。食道壁病变穿刺操作时由于穿刺针可能将内镜头端推离食道壁而使超声视野模糊，操作过程变得较为困难。因此，在整个操作过程中应将内镜头端持续上抬贴住食道壁以免此种情况发生。

（2）纵隔器官有主要的大血管环绕，FNA 操作时应注意避免损伤这些结构。虽有经主动脉途径行 EUS-FNA 的报道，但不推荐将其作为常规操作。

（3）在进行 FNA 操作时，不应将穿刺针横穿原发肿瘤来穿刺淋巴结，尤其对于食道癌患者。

（4）纵隔囊性病变 EUS-FNA 有术后感染引起纵隔炎的高风险，因此应有很强的适应证时才行穿刺。如果进行穿刺抽吸，应将囊腔完全抽空并使用抗生素预防感染。

（5）如果进行纵隔淋巴结穿刺，应选择最大的淋巴结，避免穿刺坏死淋巴结，以免穿刺出坏死细胞而不能得出有效的诊断。

(6) 部分病变可能突破横膈，在行 FNA 术前，应扫查后腹膜腔。纵隔淋巴结常为反应性或炎性，尤其有慢性阻塞性肺病的患者。对这些患者穿刺后腹膜腔淋巴结的诊断准确性可能更高。

(7) 淋巴结 EUS-FNA 穿刺抽吸时，标本可能有不可接受的出血，导致病理医生判读受限。为尽量减少抽吸血液，推荐在行 FNA 时不使用负压吸引。

15.4　食道与纵隔肿块的鉴别

食道黏膜下肿瘤包括平滑肌瘤、胃肠间质瘤、脂肪瘤、纤维瘤等。食道黏膜下肿瘤的 FNA 将在第 17 章节中进行讨论。

后纵隔肿块包括淋巴结性肿块或肿大淋巴结、支气管或食道源性实性肿瘤、转移性癌、神经源性肿瘤、纵隔囊性肿块、纵隔脓肿。

纵隔肿块大部分源于淋巴结。虽然没有标准的指南来鉴别单纯肿大淋巴结和淋巴结性肿块，但淋巴结性肿块通常较单纯肿大淋巴结大，且为数个淋巴结融合缠结在一起。

15.4.1　纵隔肿大淋巴结

◆ 恶性淋巴结包括淋巴瘤、胸腔内或胸外转移灶；

◆ 良性或炎性淋巴结包括反应性、结核性、结节病性或组织胞浆菌性淋巴结。

15.4.1.1 恶性肿大淋巴结

依赖于当地人口统计和转诊模式得出未分类纵隔恶性淋巴结肿大的诊断率达到 50%，且大部分可能源于肺部原发。EUS-FNA 诊断恶性纵隔淋巴结的敏感性、特异性和准确率大于 90%。EUS-FNA 进一步提高诊断准确率如图 15.1b 所示。

> 恶性肿大淋巴结的 EUS 表现（图 15.1a）
> （1）圆形；
> （2）低回声；
> （3）边界清晰；
> （4）短轴直径大于 10 mm。

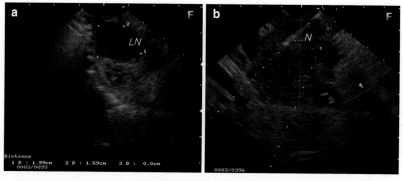

图 15.1　（**a**）超声内镜显示典型恶性转移淋巴结表现——边界清晰的圆形低回声肿大淋巴结；（**b**）超声内镜显示细针穿刺活检淋巴结肿块

转移性癌:

纵隔转移性淋巴结肿大常来源于支气管肿瘤，较少来源于胸外恶性病变。已有来源于乳腺、肾、结肠、胰腺、睾丸和食道的转移癌的报道（图 15.2）。

非霍奇金病（NHL）:

非霍奇金病纵隔淋巴结肿大可通过 EUS-FNA 进行诊断（图 15.3）。为诊断非霍奇金病，标本需送检细胞学、免疫组织化学和流式细胞学检查。加做流式细胞学检查可将诊断准确率从 44% 提高到 86%。因此，收集足够的淋巴结标本量以备这些检查所需是重要的。淋巴瘤性淋巴结有时可能有肉芽肿性病变，即使在最初的细胞学检查中已经怀疑肉芽肿性病变，也应收集足够的标本。对于低级别淋巴瘤，为评估淋巴结的组织结构，使用 Trucut 穿刺针进行活检是必要的。

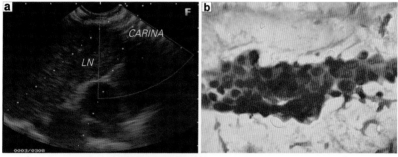

图 15.2（**a**）线性超声内镜显示隆突（*CARINA*）下肿大低回声淋巴结；（**b**）细胞学结果显示成簇的恶性上皮细胞——既往直肠癌治疗后患者的转移性腺癌（放大倍数 10 倍）

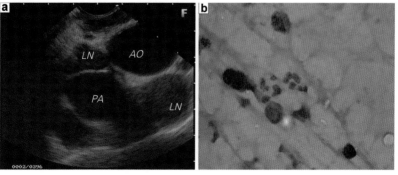

图 15.3（**a**）线性超声内镜显示主动脉 – 肺动脉窗内多发肿大圆形淋巴结；（**b**）细胞学显示为淋巴瘤，表现为不典型淋巴样细胞，核膜不规则，核大深染（放大倍数 40 倍）

15.4.1.2 良性或炎性肿大淋巴结

反应性淋巴结：

　　既往感染史患者可有反应性淋巴结。

EUS 和细胞病理学表现（图 15.4）

（1）为卵圆形；

（2）等回声；

（3）短轴直径小于 10 mm；

（4）亮高回声结构的淋巴结门常保留；

（5）细胞病理学可见反应性或增生性淋巴结成分。

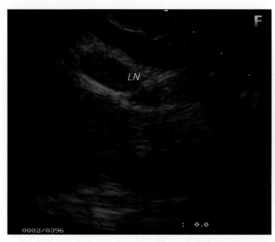

图 15.4　线性超声内镜显示卵圆形等回声淋巴结，保留有淋巴门结构，提示为反应性淋巴结

结核病：

淋巴结结核在结核病地方性高流行区域常见，但仍需考虑是否为免疫缺陷患者。

> EUS 和细胞病理学表现（图 15.5）
> （1）结核性淋巴结可表现为肿大、多发、边界清晰，或缠结坏死性结节；
> （2）FNA 常可穿刺到干酪样物，尤其当吸引大的缠结样坏死肿块时；
> （3）细胞学可见上皮样肉芽肿以及朗格罕氏巨细胞；
> （4）抗酸染色可见抗酸杆菌。

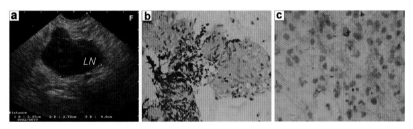

图 15.5 （**a**）线性超声内镜显示结节样肿大淋巴结；（**b**）细胞学显示上皮细胞成簇，胞浆边界不清晰，核呈小泡拖鞋状，与结核性炎症一致（放大倍数 40 倍）；（**c**）细胞学显示结核性淋巴结炎患者蓝色背景下明亮红染的细长蜜蜂样抗酸杆菌

如果怀疑结核病的诊断，建议收集额外标本进行聚合酶链式反应（PCR），以检测结核分枝杆菌并进行培养。

结节病：

结节病是一种典型影响纵隔淋巴结的系统性肉芽肿性疾病。EUS表现为多发边界清晰的肿大低回声淋巴结。FNA 常可揭示无干酪样肉芽肿（图 15.6）。没有致病病因学实验室检查，故诊断需排除其他肉芽肿性疾病。结节病患者可能出现血清血管紧张素转换酶水平升高。EUS-FNA 诊断结节病的准确性高，其敏感性为 90%, 特异性为 95%。

组织胞浆菌病：

　　组织胞浆菌病是由组织胞浆菌感染所致，世界范围内流行，地方性流行区域需怀疑此病。淋巴结表现为坏死、缠结或形成肿块。食道壁表现为局部增厚。淋巴结内可有钙化。FNA 标本可见肉芽肿。

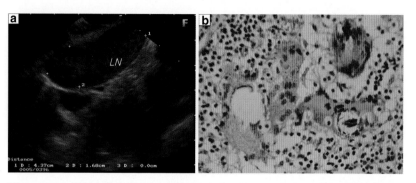

图 15.6 （a）线性超声内镜显示肿大低回声淋巴结；（b）福尔马林固定组织块切片显示有钙化的巨细胞，Schaumann 小体提示为结节病（HE 染色，放大倍数 40 倍）

15.4.2 实性纵隔肿块

　　纵隔实性肿块性病变通常由肺部肿瘤伸展或由胸外恶性病变转移过来。EUS-FNA 能对食道邻近的肿瘤进行穿刺。

　　神经源性肿瘤包括雪旺瘤、神经鞘瘤、神经纤维瘤、神经节神经瘤、神经节神经母细胞瘤、神经母细胞瘤或副神经节瘤。它们是最常

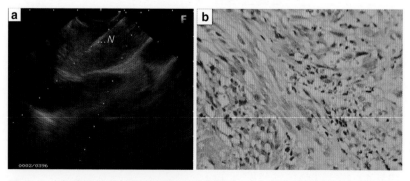

图 15.7 （a）线性超声内镜显示低回声纵隔肿块；（b）福尔马林固定组织块切片显示长核纺锤形细胞，表明其为雪旺神经鞘瘤（HE 染色，放大倍数 40 倍）

见的后纵隔原发性肿瘤，占其 75%；恶性肿瘤占 10% ～ 20%。EUS-FNA 诊断的雪旺瘤如图 15.7 所示。

15.4.3　纵隔囊性肿块

纵隔囊肿是最常见的先天性前肠来源囊肿，占所有纵隔肿块性病变的 10% ～ 15%。依据其定位进行分类，靠近食道壁为食道重复性囊肿，远离食道壁可归类为支气管源性囊肿（图 15.8）。

> **EUS 表现**
> （1）囊壁强化的圆形、卵圆形或管状无回声结构；
> （2）鉴别其为支气管源性或食道源性通常较为困难；
> （3）囊壁强化，有时可见多层壁结构；
> （4）内容物为液体，可有一层坏死上皮细胞，通常由于其内容物黏稠或胶冻样使其表现为低回声而非无回声，而这可能导致其为囊肿或实性肿块的混淆。

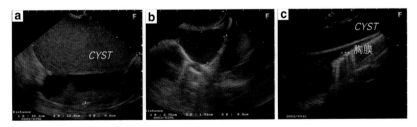

图 15.8　线性超声内镜显示。（**a**）食道重复囊肿；（**b**）支气管源囊肿；（**c**）纵隔囊肿

因穿刺可能导致感染和纵隔炎，通常应避免 EUS-FNA 操作。通常进行 EUS-FNA 操作的原因为将囊肿误诊为实性肿块。如果进行抽吸，应完全抽吸干净，并使用抗生素。如果发生纵隔炎，可能需手术处理。

15.4.4　纵隔脓肿或纵隔炎

急性纵隔炎和脓肿常发生于胸腔手术后或食道穿孔后。脓肿的 EUS

常表现为分界清晰内容混杂的液性集聚区。纵隔脓肿可行 EUS–FNA 以抽吸脓液，并送微生物检查和培养，也可 EUS 引导下植入猪尾支架引流。

15.5　纵隔 EUS–FNA 与其他方法的组织学诊断

除了 EUS–FNA，其他获得纵隔组织学诊断的手段包括经支气管 FNA（TB–FNA）、经皮 CT 引导 FNA、纵隔镜、电视辅助胸腔镜手术以及开胸探查。

支气管 FNA 系盲穿，故仅限于隆突下穿刺。经皮 CT 引导 FNA 不推荐用于后纵隔病变的穿刺，因其可能导致大出血或气胸。纵隔镜能高度有效地对上纵隔病变进行评估和活检，并且能提供实体性组织而非抽吸细胞来进行诊断；但其不能用于大血管和主动脉弓以下的病变；其为侵入性操作，需要全麻，且有 2% 的死亡率。电视辅助胸腔镜手术以及开胸手术系侵入性操作，最好只用于治疗。EUS–FNA 已经被证实显著减少了开胸手术的需要。

参考文献

[1] Savides TJ, Perricone A (2004) Impact of EUS-guided FNA of enlarged mediastinal lymph nodes on subsequent thoracic surgery rates. Gastrointest Endosc 60(3):340–346. doi:S0016510704017092 [pii].

[2] Larsen SS, Krasnik M, Vilmann P et al (2002) Endoscopic ultrasound guided biopsy of mediastinal lesions has a major impact on patient management. Thorax 57(2):98–103.

[3] von Bartheld MB, Rabe KF, Annema JT (2009) Transaortic EUS-guided FNA in the diagnosis of lung tumors and lymph nodes. Gastrointest Endosc 69(2):345–349. doi:S0016-5107(08)02091-9 [pii] 10.1016/j.gie.2008.06.021.

[4] Wildi SM, Hoda RS, Fickling W et al (2003) Diagnosis of benign cysts of the mediastinum: the role and risks of EUS and FNA. Gastrointest Endosc 58(3):362–368. doi:S0016510703017358 [pii].

[5] Ryan AG, Zamvar V, Roberts SA (2002) Iatrogenic candidal infection of a mediastinal foregut cyst following endoscopic ultrasound-guided fine-needle aspiration. Endoscopy 34(10): 838–839. doi:10.1055/s-2002-34262.

[6] Wiersema MJ, Vilmann P, Giovannini M et al (1997) Endosonography-guided fine-needle aspiration biopsy: diagnostic accuracy and complication assessment. Gastroenterology 112(4): 1087–1095. doi:S0016508597001546 [pii].

[7]Catalano MF, Nayar R, Gress F et al (2002) EUS-guided fine needle aspiration in mediastinal lymphadenopathy of unknown etiology. Gastrointest Endosc 55(7):863–869. doi:S0016510702574836 [pii].

[8]Fritscher-Ravens A, Sriram PV, Bobrowski C et al (2000) Mediastinal lymphadenopathy in patients with or without previous malignancy: EUS-FNA-based differential cytodiagnosis in 153 patients. Am J Gastroenterol 95(9):2278–2284. doi:S0002-9270(00)01035-2 [pii] 10.1111/j.1572-0241.2000.02243.x.

[9]Eloubeidi MA, Cerfolio RJ, Chen VK et al (2005) Endoscopic ultrasound-guided fine needle aspiration of mediastinal lymph node in patients with suspected lung cancer after positron emission tomography and computed tomography scans. Ann Thorac Surg 79(1):263–268. doi:S0003-4975(04)01425-0 [pii] 10.1016/j.athoracsur.2004.06.089.

[10]Vassallo P, Wernecke K, Roos N et al (1992) Differentiation of benign from malignant superficial lymphadenopathy: the role of high-resolution US. Radiology 183(1):215–220.

[11]Vassallo P, Edel G, Roos N et al (1993) In-vitro high-resolution ultrasonography of benign and malignant lymph nodes. A sonographic-pathologic correlation. Invest Radiol 28(8): 698–705.

[12]Ribeiro A, Vazquez-Sequeiros E, Wiersema LM et al (2001) EUS-guided fine-needle aspiration combined with flow cytometry and immunocytochemistry in the diagnosis of lymphoma. Gastrointest Endosc 53(4):485–491. doi:S0016-5107(01)24438-1 [pii] 10.1067/mge.2001.112841.

[13]Levy MJ, Jondal ML, Clain J et al (2003) Preliminary experience with an EUS-guided trucut biopsy needle compared with EUS-guided FNA. Gastrointest Endosc 57(1):101–106. doi:10.1067/mge.2003.49 S0016510703500256 [pii].

[14]Song HJ, Park YS, Seo DW et al (2010) Diagnosis of mediastinal tuberculosis by using EUS-guided needle sampling in a geographic region with an intermediate tuberculosis burden. Gastrointest Endosc 71(7):1307–1313. doi:S0016-5107(10)00132-X [pii] 10.1016/j.gie.2010.01.059.

[15]Puri R, Vilmann P, Sud R et al (2010) Endoscopic ultrasound-guided fine-needle aspiration cytology in the evaluation of suspected tuberculosis in patients with isolated mediastinal lymphadenopathy. Endoscopy 42(6):462–467. doi:10.1055/s-0029-1244133.

[16]Sriram PVJ, Kaffes AJ, Rajasekhar P et al (2004) EUS features of mediastinal tuberculosis: a PCR based cytodiagnosis by transesophageal EUS-FNA. Gastrointest Endosc 59:AB216.

[17]Wildi SM, Judson MA, Fraig M et al (2004) Is endosonography guided fine needle aspiration (EUS-FNA) for sarcoidosis as good as we think? Thorax 59(9):794–799. doi:10.1136/thx.2003.009472 59/9/794 [pii].

[18]Fritscher-Ravens A, Sriram PV, Topalidis T et al (2000) Diagnosing sarcoidosis using endosonography-guided fine-needle aspiration. Chest 118(4):928–935.

[19]Annema JT, Veselic M, Rabe KF (2005) Endoscopic ultrasound-guided fine-needle aspiration for the diagnosis of sarcoidosis. Eur Respir J 25(3):405–409. doi:25/3/405 [pii] 10.1183/09031936.05.00098404.

[20]Savides TJ (2006) EUS diagnosis of posterior mediastinal masses, lymph nodes, and cysts. In: Hawes R, Fockens P (eds) Endosonography, 1st edn. Elsevier, Philadelphia, pp 85–94.

[21]Varadarajulu S, Hoffman BJ, Hawes RH et al (2004) EUS-guided FNA of lung masses adjacent to or abutting the esophagus after unrevealing CT-guided biopsy or bronchoscopy. Gastrointest Endosc 60(2):293–297. doi:S0016510704016803 [pii].

[22]Macchiarini P, Ostertag H (2004) Uncommon primary mediastinal tumours. Lancet Oncol 5(2):107–118. doi:10.1016/S1470-2045(04)01385-3 S1470204504013853 [pii].

[23]McGrath KM, Ballo MS, Jowell PS (2001) Schwannoma of the mediastinum diagnosed by EUS-guided fine needle aspiration. Gastrointest Endosc 53(3):362–365. doi:S0016510701794588 [pii].

[24]Ribet ME, Copin MC, Gosselin B (1995) Bronchogenic cysts of the mediastinum. J Thorac Cardiovasc Surg 109(5):1003–1010. doi:S0022-5223(95)70327-6 [pii].

[25]Snyder ME, Luck SR, Hernandez R et al (1985) Diagnostic dilemmas of mediastinal cysts. J Pediatr Surg 20(6):810–815. doi:S0022346885001671 [pii].

[26] Westerterp M, van den Berg JG, van Lanschot JJ et al (2004) Intramural bronchogenic cysts mimicking solid tumors. Endoscopy 36(12):1119–1122. doi:10.1055/s-2004-826042.

[27] Eloubeidi MA, Cohn M, Cerfolio RJ et al (2004) Endoscopic ultrasound-guided fine-needle aspiration in the diagnosis of foregut duplication cysts: the value of demonstrating detached ciliary tufts in cyst fluid. Cancer 102(4):253–258. doi:10.1002/cncr.20369.

[28] Fritscher-Ravens A, Schirrow L, Pothmann W et al (2003) Critical care transesophageal endosonography and guided fine-needle aspiration for diagnosis and management of posterior mediastinitis. Crit Care Med 31(1):126–132. doi:10.1097/01.CCM.0000045024.16388.96.

[29] Kahaleh M, Yoshida C, Kane L et al (2004) EUS drainage of a mediastinal abscess. Gastrointest Endosc 60(1):158–160. doi:S0016510704013100 [pii].

[30] Toloza EM, Harpole L, Detterbeck F et al (2003) Invasive staging of non-small cell lung cancer: a review of the current evidence. Chest 123(1 Suppl):157S–166S.

[31] Annema JT, Veselic M, Rabe KF (2004) Analysis of subcarinal lymph nodes in (suspected) non-small-cell lung cancer after a negative transbronchial needle aspiration – what's next? A preliminary report. Respiration 71(6):630–634. doi:RES2004071006630 [pii] 10.1159/000081765.

[32] Hammoud ZT, Anderson RC, Meyers BF et al (1999) The current role of mediastinoscopy in the evaluation of thoracic disease. J Thorac Cardiovasc Surg 118(5):894–899. doi:S002252239900481X [pii].

胰腺、胆道和肝脏的 EUS-FNA

16

Amol Bapaye，Advay Aher

16.1 说明

　　胆胰系统肿块性病变术前组织学诊断具有挑战性，EUS–FNA 为解决这一术前困境提供令人印象深刻的解决方案。EUS 可近距离实时成像，允许精确控制，准确进针进行病变的活检。EUS–FNA 的技术细节在第 13 章节中有所论述，本章主要讨论 EUS–FNA 在胆胰系统操作的特殊技巧以及鉴别 EUS 的影像学表现和细胞病理学特征。

A. Bapaye，M. D.（M. S.）(✉)
Department of Digestive Diseases and Endoscopy，Deenanath Mangeshkar Hospital
and Research Center，Erandwane，Pune 411004，Maharashtra，India
e–mail：amolbapaye@gmail.com

A. Aher
Clinical Research Fellow，Department of Digestive Diseases and Endoscopy，
Deenanath Mangeshkar Hospital and Research Center，Erandwane，
Pune 411004，Maharashtra，India

K. Akahoshi，A. Bapaye（eds.），*Practical Handbook of Endoscopic Ultrasonography*，
DOI 10.1007/978–4–431–54014–4_16，© Springer 2012

16.2　适应证

- ◆ 其他影像检查包括腹部超声、CT、MRI 等发现或可疑的肿块性病变；
- ◆ 胰腺和胰腺周围区域的囊性病变；
- ◆ 胰腺周围、门静脉周围或腹膜后区域肿大淋巴结；
- ◆ 胆胰系统癌的组织学分期；
- ◆ 腹膜疾病的腹水诊断性穿刺。

16.3　EUS-FNA 的特殊技巧

16.3.1　胰腺病变的 EUS-FNA

胰腺肿瘤组织多数坚硬，穿刺困难；肿瘤组织内部纤维化明显，FNA 穿刺细胞数少。为得到充分的细胞标本，应行多针穿刺。为得到满意的标本，应掌握一些特殊的穿刺技巧。

16.3.1.1　胰腺头部病变和胰腺周围淋巴结

（1）十二指肠球部行 FNA。

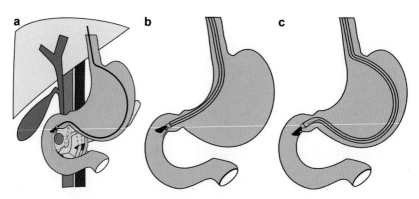

图 16.1　十二指肠球部行 FNA 图解。（**a**）胰腺头部扫描的内镜位置；（**b**，**c**）内镜成袢时穿刺针回缩

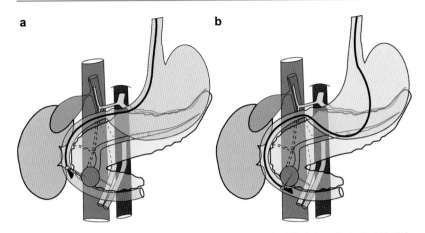

图 16.2　胰腺钩突部细针穿刺抽吸术图解。（**a**）内镜头端偏离十二指肠壁时妨碍有效的穿刺；（**b**）内镜的正确穿刺位置

（2）将超声内镜以长镜身成袢状态揳入十二指肠球部顶端（图 16.1a）。

（3）常用 22G 穿刺针；病变纤维化明显时，组织很硬，可选用 25G 穿刺针；19G 穿刺针在此部位操作困难，一般不用。

（4）注意确保长镜身成袢状态时针鞘不缩退至镜身内（图 16.1b, c）。

（5）应用上、下钮，始终保持内镜贴近十二指肠壁，以防穿刺针刺入组织时偏离肠壁。必要时可锁定大旋钮。

（6）穿刺时尽量少用抬钳器。

（7）穿刺僵硬肿瘤时，使用"植入推进操作"法（图 13.4）。

（8）多针穿刺时，现场病理医生有助于明确标本量是否充足。

（9）淋巴结常位于胰腺头部后方，为获得正确穿刺针道，常需使内镜处于难操作的位置。

16.3.1.2　胰腺钩突部病变

（1）经十二指肠第三部分（水平部）行 FNA 操作。

（2）超声内镜处于短镜身状态，出针容易；然而，内镜头端在十二指肠腔相对自由，不易顶住肠壁固定；穿刺过程中，有可能将内镜头端推离肠壁（图 16.2a）。

图 16.3　胰腺尾部病变
超声内镜细针穿刺图解

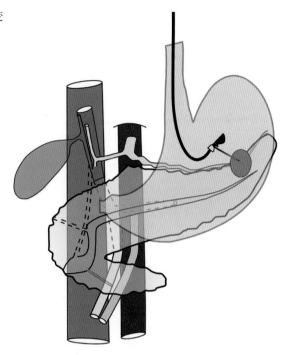

(3) 调整内镜位置，深推其入十二指肠水平部，内镜头端向上成角，这样可使内镜头端顶住肠壁，允许穿刺针刺入肿瘤（图 16.2b）。

16.3.1.3　胰腺体部

(1) 胃部行 FNA 术；充分评估潜在恶性肿瘤患者手术前 FNA 穿刺术的可能获益与胃壁针道种植转移的风险。

(2) 保持内镜处于直线状态。

(3) 保持内镜头端顶住胃壁，以防穿刺时偏离。

(4) 病变较小时可使用两步法穿刺获取标本（参见第 13 章）。

16.3.1.4　胰腺尾部、脾门及左肾上腺病变（图 16.3）

(1) 经胃途径行 FNA 术，内镜处于部分后屈位。

(2) 由于成角锐利，出针穿刺困难；继续推进内镜使其成袢，这样可提供足够的杠杆作用来完成穿刺。

16.3.2 其他部位病变的 EUS-FNA

16.3.2.1 肝门部淋巴结

（1）经十二指肠球部行 FNA，内镜换能器朝上面对肝门部。为达到这一位置，可用标准操作将内镜插入十二指肠降部，缓慢退镜并顺时针旋转至十二指肠球部，在此部位可扫见肝门部。

（2）在 FNA 过程中稳定保持内镜处于此位置具有挑战性，因其易于滑入胃窦部，可充盈球囊或要求助手协助固定内镜。

16.3.2.2 胆总管内肿瘤

（1）使用 25G 穿刺针。

（2）在抽吸前将穿刺针刺入肿瘤中心，以免标本中混入胆汁。

（3）短距离来回提插内镜以防吸入胆汁。

（4）如果吸入混有胆汁，将其置于独立容器并进行离心处理来获取标本，并再次在实性区域行 FNA。

16.3.2.3 胆囊病变

（1）胆囊肿瘤或局部囊壁增厚处可行 EUS-FNA。

（2）注意对有胆道梗阻胆囊肿大患者行 FNA 可能导致胆漏。

16.3.2.4 壶腹部病变

（1）对壶腹部壁内病变可考虑 FNA；病变位于壶腹部开口处或有溃疡形成时，可经十二指肠镜行活检术。

（2）为保持壶腹部视野清晰，可在十二指肠注水以及应用抑制肠蠕动药物。

（3）病变小而软时，易于在穿刺时滑离穿刺针。

（4）使用 25G 穿刺针。

16.4　实性胰腺肿瘤的诊断

16.4.1　胰腺腺癌

　　胰腺腺癌是最常见的胰腺肿瘤，EUS–FNA 对其诊断有很高的敏感性和特异性。

典型 EUS 和细胞学发现（图 16.4）
(1) 胰腺局部低回声肿块；
(2) 小于 2 cm 时边界较清晰，内部回声均匀；
(3) 较大癌肿内部回声不均匀，边界不清晰，有纤维化，偶见无回声坏死区；
(4) 肿瘤钙化较少见，除非肿瘤发生于慢性胰腺炎背景之下；
(5) 肿瘤上游主胰管常表现为均匀性扩张，而慢性胰腺炎多表现为主胰管管壁不规则，可随体部向头部方向探查定位胰腺肿瘤；
(6) 胰腺周围情况多表现正常，除非其发生于慢性胰腺炎背景之下；
(7) FNA 细胞学结果表现为细胞少，在模糊腺样结构中可见多形细胞，大浓染核及核仁，并可见有丝分裂像。

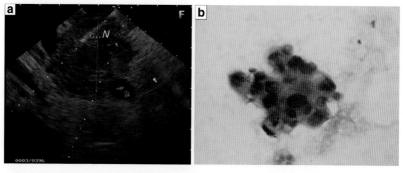

图 16.4　（a）胰腺巨大肿块超声内镜细针穿刺术；（b）细胞学涂片显示成簇的恶性细胞，核大深染，模糊腺样排列——胰腺癌（放大倍数 40 倍）

16.4.2 胰腺神经内分泌肿瘤

胰腺神经内分泌肿瘤约占胰腺肿瘤的 10%。依据其是否分泌肿瘤激素而产生相应临床症状，分为两种类型：有功能型占 70% ~ 85%；无功能型占 15% ~ 30%。胰岛素瘤和胃泌素瘤是最常见的有功能型的两种临床疾病。EUS 是胰腺神经内分泌肿瘤最敏感的影像学检查手段，敏感率为 77% ~ 94%。EUS–FNA 对 90% 胰腺神经内分泌肿瘤或微小肿瘤的诊断是准确的。

> **典型 EUS 和细胞学发现**（图 16.5）
> （1）小的、边界清晰的、包裹良好的低回声肿瘤，常分布于胰腺前后表面；
> （2）多普勒显示血管丰富；
> （3）肿瘤较大时可有囊性病变或坏死区；
> （4）依据超声内镜或外科手术病理有时较难鉴别肿瘤良、恶性，长期随访发现有转移是证实肿瘤恶性潜能的唯一方法；
> （5）免疫组织化学嗜铬细胞染色阳性可协助细胞病理学的诊断。

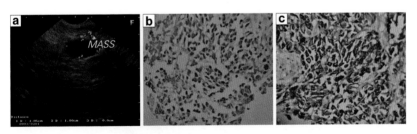

图 16.5 （**a**）线性超声内镜显示胰腺体部包裹良好边界清晰低回声肿块，提示为胰腺神经内分泌肿瘤；（**b**）福尔马林固定细胞块切片显示为核大深染的大细胞，大片排列，提示为神经内分泌癌（HE 染色，放大 40 倍）；（**c**）福尔马林固定细胞块切片免疫组织化学显示为胞浆嗜铬粒蛋白强阳性证实为神经内分泌细胞（嗜铬染色，放大 40 倍）

16.4.3 实性乳头状上皮瘤（SPEN）

实性乳头状上皮瘤是一种少见肿瘤，主要见于15～45岁年轻女性。诊断时往往瘤体较大，通常发生于胰腺体部及尾部，恶性潜能很低，外科切除后预后良好，应与神经内分泌肿瘤相鉴别。

典型 EUS 和细胞学发现（图 16.6）

（1）囊实混合型包裹良好肿瘤；

（2）EUS 超声显示边界清晰；

（3）细胞病理学特征性表现为具有黏液样和纤维血管样基质的分支状乳头结构，肿瘤细胞形态单一，核呈圆形；

（4）嗜酸性泡沫样胞浆。

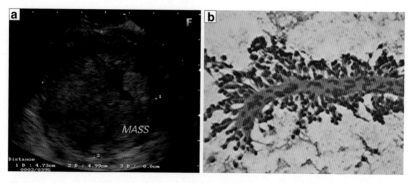

图 16.6 （a）线性超声内镜显示巨大不均匀胰腺肿块，肿块内低回声区域代表坏死，细针穿刺应朝向高回声区域，以提高组织获取率；（b）细胞学显示良好的乳头蕨类叶子样形态，中央见纤维脉管核心结构，周围见形态一致的细胞——典型的实性乳头状上皮瘤（放大倍数 40 倍）

16.4.4　周围器官胰腺转移性病变

胰腺转移性病变少见，占胰腺切除标本的 2%～3%。因其治疗模式与原发性胰腺腺癌明显不同，故鉴别诊断非常重要。转移病灶可能来源于不同器官包括肾脏、乳腺、皮肤、肺部、结肠、食道、卵巢等部位的癌，以及非小细胞肺癌、非霍奇金淋巴瘤。

> **典型 EUS 和细胞学发现**（图 16.7）
> （1）胰腺内圆形，回声均匀，包裹良好的病灶；
> （2）细胞学可证实原发病理类型。

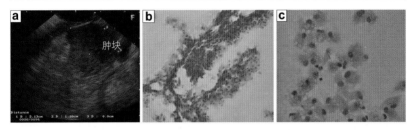

图 16.7　（**a**）胰腺体部包裹良好低回声肿块性病变；（**b**）细胞学涂片显示肿瘤细胞乳头状排列方式（低倍视野）；（**c**）高倍镜视野显示相互分离的圆形细胞，含空泡的嗜酸性胞浆，核大，核仁明显

16.4.5　胰腺实性肿瘤诊断的 EUS-FNA 结果分析

EUS-FNA 诊断胰腺肿瘤的多中心研究表明其整体敏感性、特异性、准确率分别为 78%～95%、75%～100%、78%～95%。

> **导致 EUS-FNA 诊断失败的常见原因**
> （1）硬的纤维化性肿瘤穿刺标本所得细胞量少；
> （2）穿刺到肿瘤坏死组织；
> （3）有慢性胰腺炎背景。

提高 EUS-FNA 准确率的方法：
（1）现场有病理医生可提高准确率。

（2）对比增强 EUS 可协助选择正确的穿刺部位；神经内分泌肿瘤和炎性肿块表现为高灌注，而胰腺癌表现为低灌注。

16.5　胰腺囊性病变的诊断

16.5.1　胰腺囊性病变的分类

◆ 先天性单发性囊肿占 5%～10%；
◆ 假性囊肿占 80%～90%；
◆ 囊性肿瘤占 5%～10%，包括：
　　——浆液性囊腺瘤（SCA）；
　　——黏液性囊腺瘤（MCA）；
　　——黏液性囊腺癌（MCAC）；
　　——导管内乳头状瘤（IPMN）。

胰腺囊性病变使用如下因素进行鉴别：

◆ 病史；
◆ EUS 表现；
◆ 囊液分析。

典型的 EUS 表现，囊液分析以及细胞病理学特征见表 16.1、图 16.8～图 16.11。假性囊肿的处理细节见第 18 章。

表 16.1 胰腺囊性病变的内镜超声和病理学特征

特征	浆液性囊腺瘤	黏液性囊腺瘤	导管内乳头状黏液瘤	实性乳头状上皮瘤	假性囊肿
位置	胰腺体尾部多于头部	胰腺体尾部多于头部	起源于主胰管或分支胰管,胰头部多于体尾部	任何位置	任何位置
年龄/岁	40~50	40~50	60~70	20~40	几乎均有
胰腺炎/腹痛病史	无	病变大时偶有腹部钝痛	病变大时偶有腹部钝痛	偶尔	无
恶性潜能	极低	高	可变,高	低	无
内镜超声特征	多发小囊肿;常为蜂窝样小囊肿;中央纤维化或钙化	大囊肿(1~3+);可见大分隔;结节样或乳头样突起	壁结节来自扩张的主胰管或分支胰管	混合实-囊性,中央出血	单腔,大小不一,壁厚,内有回声,急慢性胰腺炎的特征
与胰管相通	少见	少见	是;主胰管扩张++	少见	偶尔
黏度	++	++	±	±	±
细胞学	Bland glycogen+ve 染色立方细胞	柱状/立方形,黏液阳性细胞;可表现为异型性,不典型增生或恶性特征	柱状/立方形黏液阳性细胞,可表现为异型性,不典型增生或恶性特征	成分混杂,嗜酸性乳头状细胞,PAS+ve 沉淀,vimentin+ve	巨噬细胞,炎症细胞,沉积物
囊液	少量,低黏度	常大量,高黏度	少量,可变化,高黏度	低黏度,高黏度	大量,低黏度或浑浊
淀粉酶	低	低	可变化,常高	低	高
癌胚抗原	低	高	可变化	未知	低

图 16.8　胰腺头部巨大包裹良好肿块，内见多个小囊性病变——浆液性囊腺瘤。注意其典型的蜂窝样外观，其中较大囊肿可作为超声内镜细针穿刺的靶标

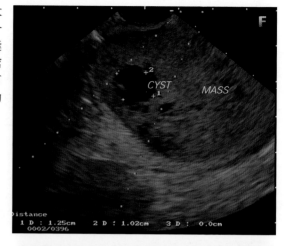

图 16.9　胰腺体部巨大囊性肿瘤，内见分隔，抽吸囊内液体高度黏滞——胰腺黏液囊性肿瘤

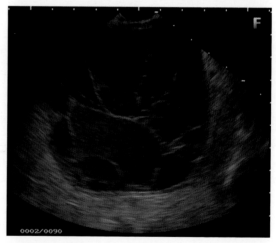

16.5.2　胰腺囊性病变 FNA 的技术

（1）囊液黏稠或为混合物时应选用 19G 穿刺针。

（2）囊肿穿刺前始终确认将超声窗置于无血管区域，FNA 后出血常发生在囊腔内。

（3）抽吸干净囊液，以免继发感染。

（4）始终将囊液送检生物化学、微生物学以及细胞病理学。基于临床印象的囊液送检量常不能满足进一步检测所需量而又无多余

图 16.10 主胰管囊性扩张，内见实性成分，抽吸囊内液体高度黏滞，可见细胞不典型有丝分裂像——主胰管型导管内乳头状黏液瘤

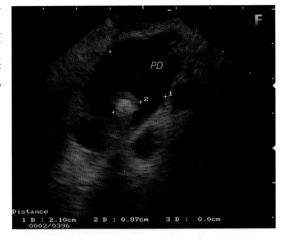

图 16.11 胰腺带实性成分巨大囊性肿瘤，抽吸囊内液体癌胚抗原高浓度，细针穿刺实性部分揭示恶性细胞——胰腺黏液囊腺癌

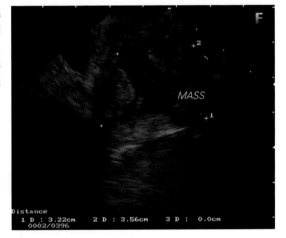

囊液用于检测时将很尴尬，因而，预先将多余的囊液分装于其他容器并冷藏以备不时之需显得尤为重要。

(5) 不要试图进行囊肿肠吻合术，除非确认是假性囊肿；应该意识到将囊肿进行内镜下囊肿肠吻合术，而之后又确认囊肿为黏液性囊腺瘤或黏液性囊腺癌将是灾难性的后果。

(6) 推荐囊性病变行 FNA 后常规使用广谱抗生素。潜在可切除囊性病变的感染将提高其围手术期死亡率。

16.5.3　EUS-FNA 诊断胰腺囊性病变的准确率

EUS-FNA 诊断胰腺囊性病变的整体准确率为 77% ~ 94%。大多数研究表明其特异性很高，为 100%；敏感性低，为 55% ~ 89%。囊液内癌胚抗原（CEA）是唯一有预测价值的肿瘤标记物，大于 192 ng/mL 时其诊断黏液性肿瘤的准确性为 79%。对囊液内其他肿瘤标记物如 *Ca*19-9，*Ca*125，以及分子标记物 K-*ras* 的 DNA 突变尚无一致的结果。

参考文献

[1]LeBlanc JK, Ciaccia D, Al-Assi MT et al (2004) Optimal number of EUS-guided fine needle passes needed to obtain a correct diagnosis. Gastrointest Endosc 59(4):475–481. doi:S0016510703028633 [pii].

[2]Cleveland P, Gill KR, Coe SG et al (2010) An evaluation of risk factors for inadequate cytology in EUS-guided FNA of pancreatic tumors and lymph nodes. Gastrointest Endosc 71(7):1194–1199. doi:S0016-5107(10)00043-X [pii] 10.1016/j.gie.2010.01.029.

[3]Alsohaibani F, Girgis S, Sandha GS (2009) Does onsite cytotechnology evaluation improve the accuracy of endoscopic ultrasound-guided fine-needle aspiration biopsy? Can J Gastroenterol 23(1):26–30.

[4]Eloubeidi MA, Tamhane A, Jhala N et al (2006) Agreement between rapid onsite and final cytologic interpretations of EUS-guided FNA specimens: implications for the endosonographer and patient management. Am J Gastroenterol 101(12):2841–2847. doi:AJG852 [pii] 10.1111/j.1572-0241.2006.00852.x.

[5]Klapman JB, Logrono R, Dye CE et al (2003) Clinical impact of on-site cytopathology interpretation on endoscopic ultrasound-guided fine needle aspiration. Am J Gastroenterol 98(6):1289–1294. doi:S0002927003002466 [pii] 10.1111/j.1572-0241.2003.07472.x.

[6]Bapaye A, Aher A, Bhide V et al (2010) A single center experience of EUS guided fine needle aspiration cytology (FNAC) in pancreatic mass lesions. J Gastroenterol Hepatol 25(Suppl 2): A151.

[7]Varadarajulu S, Eloubeidi MA (2005) Endoscopic ultrasound-guided fine-needle aspiration in the evaluation of gallbladder masses. Endoscopy 37(8):751–754. doi:10.1055/s-2005-870161.

[8]Varadarajulu S, Wallace MB (2004) Applications of endoscopic ultrasonography in pancreatic cancer. Cancer Control 11(1):15–22.

[9]Brugge WR (1995) Pancreatic cancer staging. Endoscopic ultrasonography criteria for vascular invasion. Gastrointest Endosc Clin N Am 5(4):741–753.

[10]Anderson MA, Carpenter S, Thompson NW et al (2000) Endoscopic ultrasound is highly accurate and directs management in patients with neuroendocrine tumors of the pancreas. Am J Gastroenterol 95(9):2271–2277. doi:S0002-9270(00)01272-7 [pii] 10.1111/j.1572-0241.2000.02480.x.

[11]Akahoshi K, Chijiiwa Y, Nakano I et al (1998) Diagnosis and staging of pancreatic cancer by endoscopic ultrasound. Br J Radiol 71(845):492–496.

[12]Yoshinaga S, Suzuki H, Oda I et al (2011) Role of endoscopic ultrasound-guided fine needle aspiration (EUS-FNA) for diagnosis of solid pancreatic masses. Dig Endosc 23(Suppl 1): 29–33. doi:10.1111/j.1443-1661.2011.01112.x.

[13]Rickes S, Malfertheiner P (2004) Echo-enhanced sonography – an increasingly used proce-

dure for the differentiation of pancreatic tumors. Dig Dis 22(1):32–38. doi:10.1159/000078733 DDI2004022001032 [pii].

[14] Balthazar EJCA (1990) Computed tomography of pancreatic masses. Am J Gastroenterol 85:343–349.

[15] Lennon AM, Penman ID (2006) EUS in evaluation of pancreatic cysts. In: Hawes RH, Fockens P (eds) Endosonography, 1st edn. Saunders/Elsevier, Philadelphia, pp 205–216.

[16] Varadarajulu S, Eloubeidi MA (2004) Frequency and significance of acute intracystic hemorrhage during EUS-FNA of cystic lesions of the pancreas. Gastrointest Endosc 60(4):631–635. doi:S0016510704018917 [pii].

[17] Moparty B, Brugge WR (2007) Approach to pancreatic cystic lesions. Curr Gastroenterol Rep 9(2):130–135.

[18] Brugge WR (2006) Cystic pancreatic lesions: can we diagnose them accurately what to look for? FNA marker molecular analysis resection, surveillance, or endoscopic treatment? Endoscopy 38(Suppl 1):S40–S47. doi:10.1055/s-2006-946650.

[19] Brugge WR (2005) Should all pancreatic cystic lesions be resected? Cyst-fluid analysis in the differential diagnosis of pancreatic cystic lesions: a meta-analysis. Gastrointest Endosc 62(3):390–391. doi:S0016-5107(05)01899-7 [pii] 10.1016/j.gie.2005.04.036.

[20] Sahani DV, Kadavigere R, Saokar A et al (2005) Cystic pancreatic lesions: a simple imaging-based classification system for guiding management. Radiographics 25(6):1471–1484. doi:25/6/1471 [pii] 10.1148/rg.256045161.

[21] Brugge WR (2004) Evaluation of pancreatic cystic lesions with EUS. Gastrointest Endosc 59(6):698–707. doi:S0016510704001750 [pii].

[22] Brugge WR, Lewandrowski K, Lee-Lewandrowski E et al (2004) Diagnosis of pancreatic cystic neoplasms: a report of the cooperative pancreatic cyst study. Gastroenterology 126(5):1330–1336. doi:S0016508504001933 [pii].

[23] Hernandez LV, Mishra G, Forsmark C et al (2002) Role of endoscopic ultrasound (EUS) and EUS-guided fine needle aspiration in the diagnosis and treatment of cystic lesions of the pancreas. Pancreas 25(3):222–228. doi:00006676-200210000-00002 [pii].

[24] Frossard JL, Amouyal P, Amouyal G et al (2003) Performance of endosonography-guided fine needle aspiration and biopsy in the diagnosis of pancreatic cystic lesions. Am J Gastroenterol 98(7):1516–1524. doi:S0002927003003599 [pii] 10.1111/j.1572-0241.2003.07530.x.

[25] Brandwein SL, Farrell JJ, Centeno BA et al (2001) Detection and tumor staging of malignancy in cystic, intraductal, and solid tumors of the pancreas by EUS. Gastrointest Endosc 53(7): 722–727. doi:S0016-5107(01)80988-3 [pii] 10.1067/mge.2001.114783.

黏膜下肿瘤的 EUS-FNA 17

Kazuya Akahoshi，Masafumi Oya

17.1 说明

目前，EUS-FNA 因其风险小，是黏膜下病变获取组织学标本的可靠技术手段。一大组的黏膜下病变，如脂肪瘤（高回声肿块）、囊肿（无回声肿块）以及黏膜下曲张静脉，其内镜和超声内镜影像学有典型特征，因而可单纯依靠此即可做出相对明确的诊断。然而，还有另外重要的一组黏膜下疾病，超声内镜影像学表现为低回声，如胃肠间质瘤、平滑肌瘤、神经鞘瘤、类癌、异位胰腺、淋巴肿瘤、类似黏膜下肿瘤的黏膜下癌以及转移性病变等，它们的内镜和超声内镜影像表现具有部分重叠的表现，因而不进行穿刺活检不能做出准确的诊断。因此，EUS 表现为低回声的黏膜下肿块性病变均应行 EUS-FNA（图 17.1）。

K. Akahoshi (✉)
Department of Gastroenterology，Aso Iizuka Hospital，
Yoshiomachi 3–83，Iizuka city，Fukuoka 820–8505，Japan
e-mail：kakahoshi2@aol.com

M. Oya
Department of Pathology，Aso Iizuka Hospital，
Yoshiomachi 3–83，Iizuka city，Fukuoka 820–8505，Japan
e-mail：moyahl@aih-net.com

K. Akahoshi，A. Bapaye (eds.)，*Practical Handbook of Endoscopic Ultrasonography*，
DOI 10.1007/978-4-431-54014-4_17，© Springer 2012

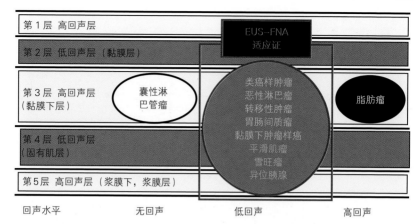

第1层 高回声层		EUS-FNA 适应证	
第2层 低回声层（黏膜层）			
第3层 高回声层（黏膜下层）	囊性淋巴管瘤	类癌样肿瘤 恶性淋巴瘤 转移性肿瘤 胃肠间质瘤 黏膜下肿瘤样癌 平滑肌瘤 雪旺瘤 异位胰腺	脂肪瘤
第4层 低回声层（固有肌层）			
第5层 高回声层（浆膜下，浆膜层）			
回声水平	无回声	低回声	高回声

图 17.1 超声内镜鉴别诊断胃肠道黏膜下肿瘤（引用并修改自 Akahoshi 等）

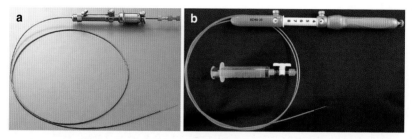

图 17.2 胃肠道黏膜下肿瘤 EUS-FNA 的穿刺针。（**a**）Olympus 强力射击型 22G 金属针 NA-11J-KB；（**b**）Wilson-Cook 25G 超声活检针

17.2　技巧

　　纵轴线扫超声内镜行 EUS-FNA，患者需入院 24h，术中清醒镇静。开启多普勒血流模式以排除刺入血管，及选择无血管区域进行穿刺。穿刺针插入内镜工作钳道，针鞘头端进入内镜视野时，在超声引导下将穿刺针推出针鞘，穿过胃肠壁，刺入目标病灶。移除针芯，20 mL 注射器持续负压吸引，在超声引导下来回提拉穿刺针。停止负压吸引，将穿刺针移出内镜工作孔道。推荐使用 Olympus 22G 穿刺针（NA-11J-KB）或 Cook 25G 穿刺针（图 17.2）。想要获得良好标本的步骤见图 17.3。

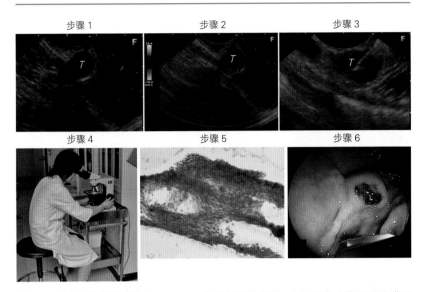

图 17.3 胃肠道黏膜下肿瘤 EUS-FNA 穿刺的关键步骤：（1）超声内镜探查黏膜下肿瘤目标；（2）使用彩色多普勒血流图在超声内镜与病变之间排除血管；（3）穿刺目标病变，然后拔出针芯，连接负压注射器（通常 20mL），肿瘤内来回提插穿刺针20 次或更多；（4~5）现场细胞学检查判断组织标本是否足够；（6）内镜检查穿刺点，排除 EUS-FNA 穿刺相关的出血

　　将吸引物置于载玻片上，需行空气干燥固定和酒精固定涂片。空气干燥涂片用改良 Giemsa 染色，现场病理医生阅片评估标本是否充足。余下的组织学标本稍后送病理学实验室，行苏木精 – 曙红染色，以及进一步的辅助研究如免疫组织化学检查（c-kit，CD34，desmin，muscle actin，S-100，CD20 等）。EUS-FNA 是基于组织细胞块方法进行诊断的。

17.3　临床影响

　　目前数据表明 EUS-FNA 是一项安全准确的手术。有报道显示有外科切除标本的胃肠间质瘤病例，其术前 EUS-FNA 免疫组化分析的准确率为 91%~100%。术前明确的组织学诊断对疾病的临床管理有潜在或直接的影响。依据组织学诊断的不同，手术计划及术式选择都会有显著的改变。如患者为局部胃肠间质瘤时，楔形切除肿瘤可让患者治愈；

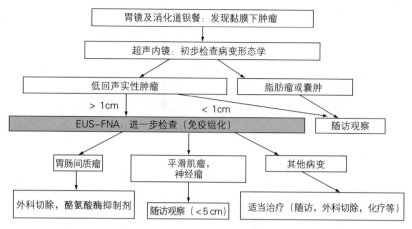

图 17.4　胃肠道黏膜下肿瘤 EUS-FNA 的穿刺诊断及治疗流程图（引用并修改自 Akahoshi 等）

如果为不可手术的类似黏膜下肿瘤的吻合口癌复发的患者，则只能接受化疗；但如果患者患有类似黏膜下肿瘤的胃肠道癌，则需行外科手术切除及淋巴结清扫。基于穿刺组织学确认为良性病变如异位胰腺等黏膜下良性肿瘤时，患者可免于外科手术。另外，EUS-FNA 能提供明确的组织学诊断，这是肿瘤科医生在进行任何化疗、放疗及姑息性治疗之前需要获得的结果。图 17.4 为针对黏膜下肿瘤 EUS-FNA 的流程图。胃肠道黏膜下肿瘤的 EUS-FNA 可为选择合适的治疗方案提供临床抉择。

17.4　典型病例

17.4.1　胃肠间质瘤（GIST）

一例胃间质瘤患者依据黏膜下肿瘤 EUS-FNA 的流程图进行管理，见图 17.5。肿瘤免疫组织化学结果显示其 c-kit,CD34 阳性，肌动蛋白和 S-100 阴性。这例患者被明确诊断为间质瘤，并行局部切除，手术切除标本免疫组织化学结果与穿刺病理结果一致。

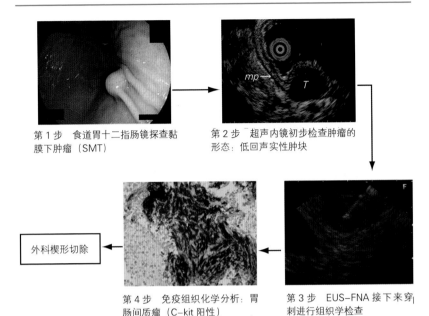

第 1 步　食道胃十二指肠镜探查黏
膜下肿瘤（SMT）

第 2 步　超声内镜初步检查肿瘤的
形态：低回声实性肿块

外科楔形切除

第 4 步　免疫组织化学分析：胃
肠间质瘤（C-kit 阳性）

第 3 步　EUS-FNA 接下来穿
刺进行组织学检查

图 17.5　依据本机构的流程图（图 17.4），胃黏膜下肿瘤的管理步骤如下（以胃肠间质瘤为例）：（1）食道胃十二指肠镜显示胃体中部黏膜下肿瘤；（2）超声内镜显示 1.2cm 大小上皮下低回声实性肿瘤（T），其与固有肌层有连续性（mp- 固有肌层）；（3）超声内镜引导下穿刺小的胃肠间质瘤；（4）胃肠间质瘤 EUS-FNA 标本的免疫组化结果，肿瘤弥漫性 C-kit 阳性

17.4.2　异位胰腺

　　一例胃异位胰腺患者依据黏膜下肿瘤 EUS-FNA 的流程图进行管理，见图 17.6。EUS 显示为黏膜下层来源的低回声肿瘤，可疑诊断为淋巴瘤、类癌或转移性肿瘤等。接下来的 EUS-FNA 诊断为异位胰腺，对患者进行随访观察即可。

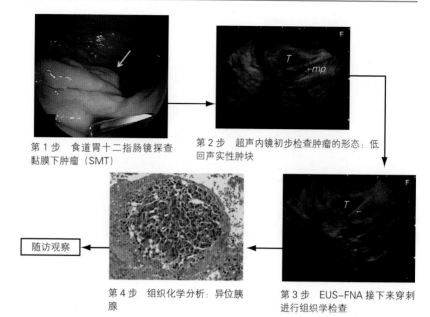

第1步　食道胃十二指肠镜探查黏膜下肿瘤（SMT）

第2步　超声内镜初步检查肿瘤的形态：低回声实性肿块

第3步　EUS-FNA 接下来穿刺进行组织学检查

第4步　组织化学分析：异位胰腺

随访观察

图 17.6　依据本机构的流程图（图 17.4），胃黏膜下肿瘤的管理步骤如下（以异位胰腺为例）：（1）食道胃十二指肠镜显示胃体中部黏膜下肿瘤；（2）超声内镜显示黏膜下层 1.3 cm 大小上皮下低回声实性肿瘤（*T*）（*mp*- 固有肌层）；（3）超声内镜引导下穿刺小的黏膜下肿瘤（*箭 - 针头*）；（4）EUS-FNA 标本的组织学结果为胰腺腺泡细胞

17.4.3　MLAT 淋巴瘤

　　一例胃黏膜相关淋巴组织样淋巴瘤（MLAT）患者依据黏膜下肿瘤 EUS-FNA 的流程图进行管理，见图 17.7。EUS 显示为低回声肿瘤，与固有肌层有连续性，可疑诊断为胃肠间质瘤、类癌、淋巴瘤或转移性肿瘤等。接下来的 EUS-FNA 诊断为黏膜相关淋巴组织样淋巴瘤（MLAT）（CD20+，CD5-，CD10-）。本例患者幽门螺杆菌阴性，进行了放疗。

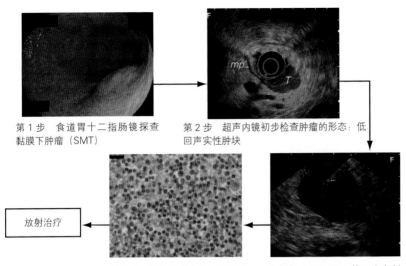

第1步 食道胃十二指肠镜探查
黏膜下肿瘤（SMT）

第2步 超声内镜初步检查肿瘤的形态：低
回声实性肿块

放射治疗

第4步 组织化学分析：黏膜相
关淋巴组织样淋巴瘤（MALT）

第3步 EUS-FNA 接下来穿刺
进行组织学检查

图 17.7 依据本机构的流程图（图 17.4），胃黏膜下肿瘤的管理步骤如下（以黏膜相关淋巴组织样淋巴瘤为例）：（1）食道胃十二指肠镜显示胃体中部黏膜下肿瘤；（2）超声内镜显示 3 cm 大小上皮下低回声实性肿瘤（*T*），与固有肌层有连续性（*mp*- 固有肌层）；（3）超声内镜引导下穿刺胃黏膜下肿瘤（*箭 – 针头*）；（4）EUS-FNA 标本的组织学结果为黏膜相关淋巴组织样淋巴瘤

17.5 并发症

目前报道黏膜下肿瘤 EUS-FNA 并发症的发生率为 0，笔者只碰到一例穿刺后动脉性出血（图 17.8），通过内镜下钛夹夹闭成功止血。如果出血发生在穿刺当时的穿刺孔处，可立即用探头端压迫止血，这往往简单有效。另外一种方法为传统的内镜下止血，如钛夹，注射高渗肾上腺素生理盐水等。

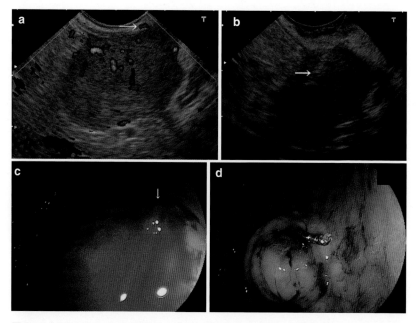

图17.8 EUS-FNA术后动脉性出血患者的超声内镜和普通内镜影像。（**a**）超声内镜显示黏膜下层和肿瘤内部的血管（*箭*）；（**b**）超声内镜显示EUS-FNA的过程（*箭-针头*）；（**c**）内镜影像揭示为穿刺部位的动脉性出血（*箭*）；（**d**）内镜图片显示注射肾上腺素高渗盐水及内镜下钛夹夹闭成功止血

参考文献

[1] Akahoshi K, Harada N, Nawata H (2003) The current state of endoscopic ultrasonography. In: Pandalai SG (ed) Recent research developments in radiology. Transworld Research Network, Trivandrum, pp 1–37.

[2] Akahoshi K, Matsui N, Sumida Y et al (2009) Diagnosis of the gastric submucosal tumors by endoscopic ultrasonography-guided fine needle aspiration. Endoscopia Digestiva 21:1709–1717 (in Japanese).

[3] Akahoshi K, Oya M (2010) Gastrointestinal stromal tumor of the stomach: how to manage? World J Gastrointest Endosc 2:271–277.

[4] Akahoshi K, Sumida Y, Matsui N et al (2007) Preoperative diagnosis of gastrointestinal stromal tumor by endoscopic ultrasound-guided fine needle aspiration. World J Gastroenterol 14:2077–2082.

[5] Sawaki A, Mizuno N, Takahashi K et al (2006) Long-term follow up of patients with small gastrointestinal stromal tumors in the stomach using endoscopic ultrasonography-guided fine-needle aspiration biopsy. Dig Endosc 18:40–44.

[6] Ando N, Goto H, Niwa Y et al (2002) The diagnosis of GI stromal tumors with EUS-guided fine needle aspiration with immunohistochemical diagnosis. Gastrointest Endosc 55:37–43.

[7] Okubo K, Yamao K, Nakamura T et al (2004) Endoscopic ultrasound-guided fine-needle aspiration biopsy for the diagnosis of gastrointestinal stromal tumors in the stomach. J Gastroenterol 39:747-753.

[8] Chatzipantelis P, Salla C, Karoumpalis I et al (2008) Endoscopic ultrasound-guided fine needle aspiration biopsy in the diagnosis of gastrointestinal stromal tumors of the stomach. A study of 17 cases. J Gastrointest Liver Dis 17:15-20.

[9] Matsui N, Akahoshi K, Motomura Y et al (2010) Successful endoscopic ultrasound-guided fine-needle aspiration of the pelvic lesion through the sigmoid colon. Dig Endosc 22:337-340.

[10] Wu PC, Langerman A, Ryan CW et al (2003) Surgical treatment of gastrointestinal stromal tumors in the imatinib (STI-571) era. Surgery 134:656-665.

[11] Akahoshi K (2009) Endoscopic ultrasonography in the stomach. In: Tajiri H, Oyama T (eds) Knack and pitfall of gastrointestinal endoscopy in diagnosis of esophageal, gastricand duodenal diseases. Yodosya, Tokyo, pp 149-156.

第六部分

超声内镜介入治疗

超声内镜引导下胰腺假性囊肿、脓肿及液体积聚的引流

18

Amol Bapaye，Advay Aher

18.1　说明

　　胰腺周围液体积聚主要继发于急性胰腺炎，较少见的原因为基于慢性胰腺炎的胰管堵塞，不是所有胰腺周围液体积聚都称为假性囊肿。胰腺假性囊肿边界清晰，囊液富含胰腺酶，囊壁为纤维组织或肉芽组织。胰腺假性囊肿的形成与成熟需急性胰腺炎后 4 周以上的时间；在 4 周以内，其称为胰腺液体积聚。胰腺假性囊肿通常为无菌性的，有脓液时称为胰腺脓肿。即使并无急性感染，胰腺假性囊肿的底层常可发现一定量的实性残余物。

　　慢性胰腺炎所形成的胰腺假性囊肿常继发于胰管堵塞，由富含胰

A. Bapaye，M. D.（M. S.）（✉）
Department of Digestive Diseases and Endoscopy，Deenanath Mangeshkar
Hospital and Research Center，
Erandwane，Pune 411004，Maharashtra，India
e-mail：amolbapaye@gmail.com

A. Aher
Clinical Research Fellow，Department of Digestive Diseases and Endoscopy，
Deenanath Mangeshkar Hospital and Research Center，
Erandwane，Pune 411004，Maharashtra，India

K. Akahoshi，A. Bapaye（eds.），*Practical Handbook of Endoscopic Ultrasonography*，
DOI 10.1007/978-4-431-54014-4_18，© Springer 2012

酶的胰液外渗入胰周组织所致。

　　胰腺假性囊肿可通过手术囊肿胃肠吻合引流，经皮穿刺引流或放置引流管引流，内镜下经乳头引流或跨壁引流。无论有无超声内镜辅助，胰腺假性囊肿的内镜下跨壁引流（endoscopic transmural drainage，ETMD）是一明确的治疗方式。近 10 年来，超声内镜引导下跨壁引流越来越广泛被人们接受。在大部分胰腺假性囊肿患者中超声内镜增强了跨壁引流手术的安全性，提高了可靠性。

18.2　适应证

　　不是所有胰腺炎后液体积聚均需引流，30% ~ 60% 患者可随着时间的延长逐渐吸收。

18.2.1　胰腺假性囊肿引流的适应证

> ◆ 直径大于 6 cm，时间大于 6 周的有症状的胰腺假性囊肿患者；
> ◆ 有压迫症状；
> ◆ 合并有出血、感染；
> ◆ ERCP 或 MRCP 显示囊肿与胰管有交通。

图 18.1　线性超声内镜显示巨大胰腺假性囊肿，内容物清晰

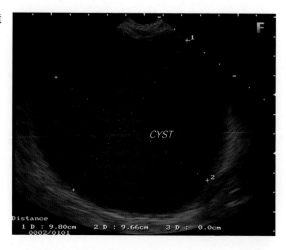

图 18.2 线性超声内镜显示巨大胰腺假性囊肿，囊液浑浊

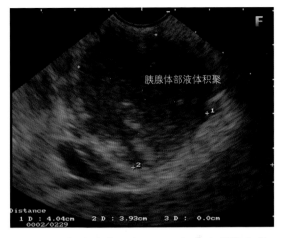

胰腺体部液体积聚

相对适应证包括腹胀、早饱、轻微腹痛、小于 6 cm 但有症状的患者。

胰腺假性囊肿内镜下引流的先决条件（图 18.1、图 18.2）

◆ 囊肿大于 4 cm；
◆ 内容物完全液化；
◆ 纤维化壁形成良好；
◆ 超声内镜下可通过胃壁或十二指肠壁穿刺。

胰腺假性囊肿有实性内容物不再作为内镜下引流的禁忌证，它们可通过穿刺及扩张穿刺道进行坏死组织清除术来解决。

18.2.2 胰腺假性囊肿内镜下引流的禁忌证（图 18.3）

囊肿壁与胃壁或十二指肠壁的距离大于 1 cm，或囊肿距离较远，如位于肠系膜，结肠旁间隙；胰腺假性囊肿壁内有假性动脉瘤；无合适的无血管穿刺窗；囊肿内有实性坏死物，囊液量少（相对禁忌证）。

胰腺假性囊肿发生感染或有明确临床益处时，也可在 4 周内进行囊肿穿刺引流术。此种情况下，应避免扩张穿刺道，以免胃肠穿孔。

18.3 EUS 的解剖学

胰腺假性囊肿内镜下引流最好选择胃或十二指肠壁最突起的部位

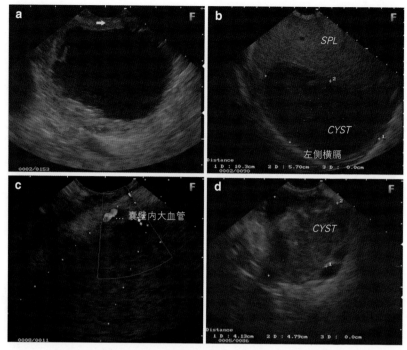

图 18.3　线性超声内镜显示。(**a**) 厚壁胰腺假性囊肿（箭），大于 10 mm；(**b**) 胰腺假性囊肿位于脾后；(**c**) 穿刺通道内可见囊壁大血管；(**d**) 胰腺假性囊肿内可见实性残余物及少量液体，这类囊肿不能行内镜下跨壁囊肿引流

进行穿刺。此处壁最薄，且遭遇壁内大血管的风险最低。尽管无超声内镜引导的内镜下引流术式可用，但本节只讨论超声内镜引导下穿刺术。

　　胰腺假性囊肿内镜下引流通常有 3 个位点：

(1) 近侧胃位点：胰腺体尾部的假性囊肿，可选择此处穿刺引流，囊肿通常位于小网膜囊，有时可突入横膈裂隙。在此处穿刺时，应注意避开保护胃左动脉、脾动脉以及胰腺背侧动脉等大血管。穿刺点通常位于胃食管连接处下方 2～3 cm 处胃体小弯侧（图 18.4）。

(2) 远侧胃位点：胰腺体部的假性囊肿，可选择此处穿刺引流，穿刺点通常位于胃体近胃角切迹处。

(3) 十二指肠球部或降部位点：胰腺头部和钩突部囊肿，常选择此处作为穿刺位点（图 18.5）。穿刺点位于十二指肠球部或其远侧，

图 18.4 图解位于小网膜囊胰腺假性囊肿的穿刺部位

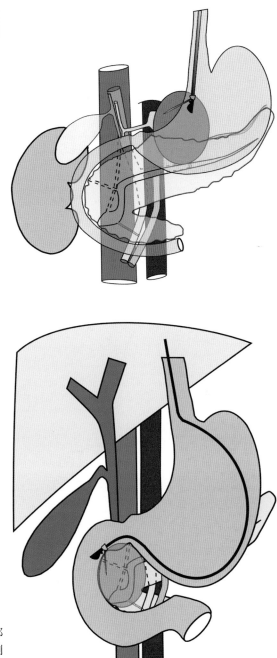

图 18.5 图解胰腺头部相关假性囊肿的内镜穿刺引流部位

此处穿刺应注意避开胃十二指肠动脉和胰十二指肠动脉弓。

上述位点只是一般而言，实际穿刺位点尚应因患者而异。极少情况下，囊肿可能突入纵隔，此时可能需经食道进行穿刺。

18.4　技术

18.4.1　患者准备要点

完善薄层 CT 扫描；应用静脉广谱抗生素；对于大囊肿，应留置经鼻胃引流管，可快速抽吸胃液，以免气道误吸。

18.4.2　设备

胰腺假性囊肿超声内镜下引流应使用带治疗性工作钳道（> 3.7 mm）的超声内镜（FG-530UT 或其他同类内镜）。

胰腺假性囊肿超声内镜下引流有两种方式：

(1) 先细针穿刺，再扩张针道：19G 穿刺针穿刺，球囊或透热切开扩张。

(2) 直接用透热切开刀：可使用针状刀，囊肿切开刀，或 Giovanni 针系统（Cook Endoscopy，Winston-Salem，USA）。

其他材料：

(1) 导丝（0.018"，0.032"，0.035"）；

(2) 过导丝扩张球囊（8 mm、12 mm、15 mm 及 18 mm）；

(3) 双猪尾支架（7 Fr，8.5 Fr，10 Fr）；

(4) 经鼻囊肿导管（7 Fr）；

(5) 止血钛夹；

(6) 息肉切除圈套器或罗氏网篮，用于坏死物清除；

(7) 用于病理学检查的容器、培养管，用于分析胰酶、CEA 等的血清学容器，以及用于细胞学检查的容器等。

18.4.3　程序

超声内镜引导或非超声内镜引导的内镜下跨壁引流术均遵从相同

图 18.6   图解穿刺道扩张后内镜进入囊腔

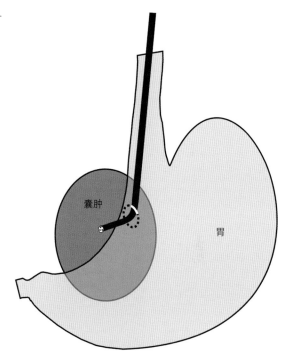

的手术原则。超声内镜可定位评估囊肿壁及其内容物，提供无血管穿刺区域。余下步骤在内镜下完成，必要时可选用 X 线透视下引导。

(1) 选择最佳的穿刺部位：定位囊肿，测量大小及囊壁厚度，观察内容物。明确囊内有无实性物及囊壁有无血管。左侧性门脉高压提示可能有扭曲扩张的大血管。理想的穿刺位点应选择囊壁厚度小于 10 mm、无干扰血管区域。当计划行坏死物清除时，将穿刺部位定位于胃食管连接处下方胃体后壁直线位进行（图18.6）。这将有助于接下来的内镜进入囊肿清创和坏死物清除。低位或成角位穿刺可能导致接下来的内镜进入囊肿变得困难甚至失败。

(2) 选用穿刺针或透热切开刀进行穿刺。笔者倾向选择 19G 穿刺针进行穿刺，因该款针坚硬，可保持穿刺路径直线状态，一般不选用透热法穿刺。在使用 19G 穿刺针进行十二指肠球部穿刺时，可能因内镜成袢使穿刺过程变得困难。垂直进针穿刺，可

图 18.7　图解垂直进针
囊肿的内镜头端正确姿势

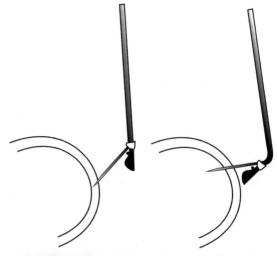

图 18.8　线性超声内镜
引导下 19G 穿刺针穿刺胰
腺假性囊肿

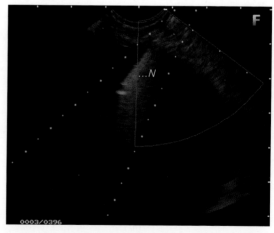

能因内镜钳道成角倾斜使穿刺针退出内镜头端。此时应保持内
镜头端紧贴胃壁纠正成角，并可联合使用抬钳器和内镜大旋钮
上抬动作（图 18.7、图 18.8）。

（3）穿刺完成后，抽取 10～20 mL 囊液行生物化学、细胞学、微生
　　物学检查。标准的囊液检查包括淀粉酶、CEA、细胞学、革兰
　　氏染色以及培养。推荐使用 0.035" 导丝经针进入囊腔。虽然
　　导丝可在超声内镜下轻易看到，有时仍需在 X 线监视下操作。
　　保留足够长度的导丝于囊腔内以防偶然的导丝滑出（图 18.9）。

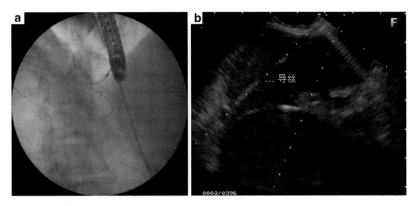

图 18.9 （a）X 线图像增强显示囊肿腔内的导丝袢；（b）线性超声内镜良好显示导丝

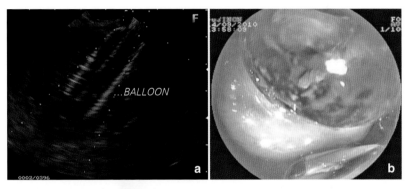

图 18.10 （a）线性超声内镜显示 15mm 扩张球囊（*BALLOON*）的扩张通道；（b）内镜显示 15 mm 扩张球囊扩张过程

不应将带涂层导丝直接从穿刺针拔出，这样可避免涂层被刮破或在囊腔内断裂。新近开发的 Echotip Ultra-19A 针（Cook Endoscopy，Winston-Salem，USA），其不损伤导丝的头端特殊设计可避免此种情况的发生。

（4）导丝引导下使用透热电流囊肿切开刀、胆道扩张球囊或两者联合，将针道扩张到想要的孔径。扩张直径取决于接下来想要的介入治疗。如果囊液清亮，可扩张至 10 Fr 或 12 Fr，以保证支架的置放；囊液黏稠，有坏死物或化脓时，应扩张至 24 Fr 或更大（图 18.10）。囊肿内有实性成分，需行坏死物清除时，应使用食道扩张球囊扩张至直径为 15 ~ 18 mm，以保证内镜能进

图 18.11 多支架置入内镜图

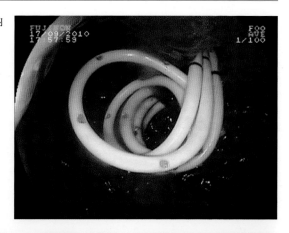

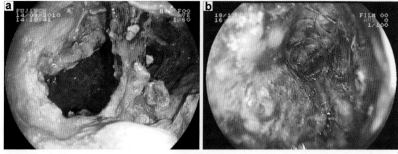

图 18.12 （a）进行内镜下坏死物清除术患者囊腔内的内镜图片，腔内见一条大血管横跨囊壁，在清除坏死物时必须注意避开此类大血管；（b）经过数次坏死物清除及经鼻 – 囊肿插管灌洗后，内镜下可见囊肿壁健康肉芽组织

入囊腔。扩张程序依操作者可采用逐步法或一步法完成。

（5）多根双猪尾支架可经胃置入囊腔（图 18.11）。可使用单根导丝逐步置入数根支架，但有时会有丢失路径的尴尬；10Fr 囊肿切开刀外鞘可同时通过数根导丝置入，然后再顺导丝置入数个支架。

（6）如果囊内有实性内容物，推荐行坏死物清除术。将穿刺道扩张至少 15 mm，胃镜或十二指肠镜插入囊腔，将囊腔内游离坏死物清除（图 18.12a）。将经鼻囊肿引流管留置囊腔，生理盐水反复灌洗囊腔，松弛坏死物。每 2 ~ 3 天进行囊肿内镜下坏死物清除术，反复数次，直至所有坏死物游离清除，囊壁可见健康肉芽组织（图 18.12）。在坏死物清除术间期，应留置多支架内引流和经鼻囊肿引流。如有必要，可继续重复扩张针道数次。

18.5 并发症

18.5.1 出血

内镜引导下胰腺囊肿穿刺引流术的出血有时非常凶险甚至是致命性的。原因可能为穿刺时损伤针道内血管，坏死组织清除时撕脱囊壁血管或囊壁内的假性动脉瘤。

> 降低出血风险的技巧
> (1) 包括穿刺时使用彩色多普勒辨识针道内血管；
> (2) 避免针道斜行；
> (3) 采用逐步扩张法扩张针道；
> (4) 在进行坏死物清除时，只处理松散残余物，对附壁牢固残余物留待下次处理。

穿刺局部的出血常比较明显，可通过内镜钳夹现场处理；囊腔内出血很难经内镜处理。

患者有可疑腔内出血时的处理：

胰腺假性囊肿腔内出血可堆积于腔内，而不出现在胃肠腔。心动过速、持续低血压或红细胞压积持续下降是囊腔内持续出血的指征，患者不一定表现出呕血或经鼻胃管抽出血液。持续出血的处理包括放射介入治疗或手术干预。血管栓塞、脾动脉或其分支血管结扎是必要的。应静脉使用广谱抗生素，因囊腔内出血可导致继发感染。

18.5.2 穿孔

内镜引导下胰腺假性囊肿穿刺引流术发生穿孔主要原因为病例选择不当以及过于积极而欠稳妥的快速针道扩张。穿孔可能发生于囊壁尚未充分形成或囊壁与胃壁相贴不是非常充分。穿孔一般需立即外科处理。

18.5.3   感染

胰腺假性囊肿穿刺引流后发生感染常提示引流不彻底，即使囊液非常清亮，如果引流不充分彻底，也可导致感染甚至形成脓肿。因此，在引流的整个过程中始终保持引流通畅是必需的。可联合使用扩张、置放支架、经鼻囊腔插管、灌洗以及坏死物清除。所有计划行胰腺假性囊肿穿刺引流的患者均需常规使用广谱抗生素。囊液微生物检查可提示选用敏感抗生素的类型。胰腺假性囊肿发生感染时应予及早认识，积极处理。

18.5.4   其他

囊液的肺部误吸可通过在穿刺引流前置入大直径鼻胃管，在穿刺和扩张后抽吸胃内液体内容物，并保持患者左侧卧位。当胰腺假性囊肿位置较高，位于横膈下时，穿刺时可能横贯膈肌角。这可能导致术后呼吸痛，可使用止痛药予以缓解，支架移除后疼痛也可缓解。引流时穿刺针横贯胸膜腔可导致胰胸瘘，形成左侧胸腔积液。推荐行胸腔引流及放置胰管支架。

18.6   逆行胰管造影的影响

本章节主要介绍超声内镜引导下的胰腺假性囊肿穿刺引流术，并未对胰腺假性囊肿内镜下的处理进行详尽阐述。因而有必要在此简短论述此类患者逆行胰管造影的影响。

胰腺假性囊肿的形成是由于胰管破孔胰液外渗所致（图18.13）。随着时间的推延，渗漏有可能自愈，但这是虽有良好引流的胰腺假性囊肿复发的原因。将近20%的患者可发现相关的胰管堵塞病理学改变，包括狭窄、胰腺分裂、钙化等。为促进渗漏口早日关闭，推荐为此类患者行胰管括约肌切开术以及胰管支架置放术。许多学者推荐引流术前应行逆行胰管造影以明确渗漏情况以及置放胰管支架。这一操作有一定的技术难度，主要在于囊肿对胃或十二指肠壁的压迫，或者由于十二指肠黏膜水肿。笔者选择先行囊肿引流，再行逆行胰管造影。

图 18.13 内镜逆行胰管造影显示造影剂溢入胰腺假性囊肿腔

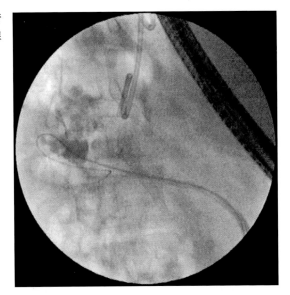

作为原则，应放置多根支架引流胰腺假性囊肿，而不能单纯抽吸。单纯抽吸只用于小的内容物清亮的胰腺假性囊肿，以及通过逆行胰管造影明确存在囊肿胰管交通的患者。对这类患者先行囊肿抽吸，然后放置胰管支架是最佳的治疗方式。必须充分完全地抽吸，否则可能发生残余液体的继发感染。

18.7 超声内镜下胰腺假性囊肿穿刺引流术的效果

超声内镜下胰腺假性囊肿穿刺引流术与外科囊肿胃吻合术同样有效。超声内镜下胰腺假性囊肿穿刺引流术优于传统的普通内镜下引流术，两者初始成功率分别为94% ~ 100%和72% ~ 85%。应积极处理胰腺假性囊肿和脓肿，防止不充分的引流，整体并发症的发生率为5% ~ 10%。

参考文献

[1] Bradley EL III, Clements JL (1993) A clinically based classification system for acute pancreatitis. Arch Surg 128:586–590.

[2] Baron TH, Harewood GC, Morgan DE, Yates MR (2002) Outcome differences after endoscopic drainage of pancreatic necrosis, acute pancreatic pseudocysts, and chronic pancreatic pseudocysts. Gastrointest Endosc 56:7–17. doi:10.1067/mge.2002.125106.

[3] Kozarek RA, Brayko CM, Harlan J et al (1985) Endoscopic drainage of pancreatic pseudocysts. Gastrointest Endosc 31(5):322–327.

[4] Hershfield NB (1984) Drainage of a pancreatic pseudocyst at ERCP. Gastrointest Endosc 30(4):269–270.

[5] Park DH, Lee SS, Moon SH et al (2009) Endoscopic ultrasound-guided versus conventional transmural drainage for pancreatic pseudocysts: a prospective randomized trial. Endoscopy 41(10):842–848. doi:10.1055/s-0029-1215133.

[6] Galasso D, Voermans RP, Fockens P (2009) Role of endosonography in drainage of fluid collections and other NOTES procedures. Best Pract Res Clin Gastroenterol 23(5):781–789. doi:S1521-6918(09)00099-7 [pii] 10.1016/j.bpg.2009.06.009.

[7] Varadarajulu S, Christein JD, Tamhane A et al (2008) Prospective randomized trial comparing EUS and EGD for transmural drainage of pancreatic pseudocysts (with videos). Gastrointest Endosc 68(6):1102–1111. doi:S0016-5107(08)01773-2 [pii] 10.1016/j.gie.2008.04.028.

[8] Barthet M, Lamblin G, Gasmi M et al (2008) Clinical usefulness of a treatment algorithm for pancreatic pseudocysts. Gastrointest Endosc 67(2):245–252. doi:S0016-5107(07)02114-1 [pii] 10.1016/j.gie.2007.06.014.

[9] Catalano MF, George S, Thomas M et al (2004) EUS-guided pancreatic pseudocyst drainage: comparison with standard endoscopic cystenterostomy. Gastrointest Endosc 59:AB202.

[10] Seewald S, Groth S, Omar S et al (2005) Aggressive endoscopic therapy for pancreatic necrosis and pancreatic abscess: a new safe and effective treatment algorithm (videos). Gastrointest Endosc 62(1):92–100. doi:S0016510705005419 [pii].

[11] Seifert H, Wehrmann T, Schmitt T et al (2000) Retroperitoneal endoscopic debridement for infected peripancreatic necrosis. Lancet 356(9230):653–655. doi:S0140-6736(00)02611-8 [pii] 10.1016/S0140-6736(00)02611-8.

[12] Seewald S, Ang TL, Teng KC et al (2009) EUS-guided drainage of pancreatic pseudocysts, abscesses and infected necrosis. Dig Endosc 21(Suppl 1):S61–S65. doi:DEN860 [pii] 10.1111/j.1443-1661.2009.00860.x.

[13] Trevino JM, Christein JD, Varadarajulu S (2009) EUS-guided transesophageal drainage of peripancreatic fluid collections. Gastrointest Endosc 70(4):793–797. doi:S0016-5107(09)01925-7 [pii] 10.1016/j.gie.2009.05.023.

[14] Hawes RH (2003) Endoscopic management of pseudocysts. Rev Gastroenterol Disord 3(3):135–141.

[15] Seifert H, Dietrich CF (2006) Pancreatic interventions. In: Dietrich CF (ed) Endoscopic ultrasound an introductory manual and atlas, vol 1, 1st edn. Thieme, Stuttgart, pp 230–250.

[16] Seewald S, Thonke F, Ang TL et al (2006) One-step, simultaneous double-wire technique facilitates pancreatic pseudocyst and abscess drainage (with videos). Gastrointest Endosc 64(5):805–808. doi:S0016-5107(06)02554-5 [pii] 10.1016/j.gie.2006.07.049.

[17] Trevino JM, Tamhane A, Varadarajulu S (2010) Successful stenting in ductal disruption favorably impacts treatment outcomes in patients undergoing transmural drainage of peripancreatic fluid collections. J Gastroenterol Hepatol 25(3):526–531. doi:JGH6109 [pii] 10.1111/j.1440-1746.2009.06109.x.

[18] Varadarajulu S, Lopes TL, Wilcox CM et al (2008) EUS versus surgical cyst-gastrostomy for management of pancreatic pseudocysts. Gastrointest Endosc 68(4):649–655. doi:S0016-5107(08)00289-7 [pii] 10.1016/j.gie.2008.02.057.

超声内镜引导下的胆胰管介入治疗　　**19**

Amol Bapaye，Advay Aher

19.1　说明

内镜逆行胰胆管造影（Endoscopic retrograde cholangio–pancreatography，ERCP）是胆管树梗阻减压治疗的标准方法。5%～10%的患者由于解剖原因或技术因素，在行内镜逆行胰胆管造影时不能胆管深部插管成功。传统上，对这部分不能插管成功的病例，可采用经皮胆管引流（Percutaneous biliary drainage，PTBD）来进行胆道减压。据报道，经皮胆管引流的并发症发生率达到15%。超声内镜引导下的胆道减压引流可作为此类患者很有吸引力的替代治疗方法。在超声内镜引导下，可以穿刺胆道，获得胆管图像，进行胆道引流。

A. Bapaye，M. D.（M. S.）（⊠）
Department of Digestive Diseases and Endoscopy，
Deenanath Mangeshkar Hospital and Research Center，
Erandwane，Pune 411004，Maharashtra，India
e–mail：amolbapaye@gmail.com

A. Aher，
Clinical Research Fellow，Department of Digestive Diseases and Endoscopy，
Deenanath Mangeshkar Hospital and Research Center，
Erandwane，Pune 411004，Maharashtra，India

K. Akahoshi，A. Bapaye（eds.），*Practical Handbook of Endoscopic Ultrasonography*，
DOI 10.1007/978–4–431–54014–4_19，© Springer 2012

在胃体后壁，超声内镜引导下可穿刺胰管。某些情况下，内镜逆行胰胆管造影主胰管深入插管失败时，超声内镜引导下的内镜治疗不失为一种有用的方式。

19.2   适应证

◆ 因解剖原因不能到达壶腹部的患者，如手术后状态包括 Billroth Ⅱ 胃切除术后，Whipple's 术后，胃切除 Roux-en-Y 吻合术后；肿瘤浸润所致幽门或十二指肠狭窄；解剖变异，如翻转胃。
◆ 不能定位壶腹，包括十二指肠支架置放术后，壶腹部或十二指肠广泛肿瘤浸润。
◆ 在内镜逆行胰胆管造影术中，经有经验的内镜医生反复试插，仍不能成功胆管插管的患者。

19.3   超声内镜的解剖学

超声内镜可通过两个位点观察胆管树。

（1）在胃体小弯侧超声内镜可见到左肝内胆管的纵轴切面。在这一位点，胆管位置表浅，距离肝实质表面 1 ~ 1.5 cm，此处穿刺道内无明显血管（图 19.1）。

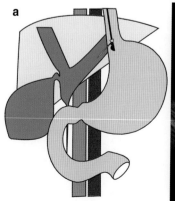
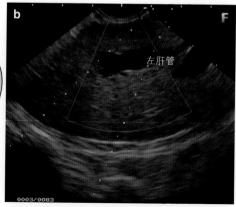

图 19.1（**a**）图解经胃小弯侧穿刺左肝管；（**b**）超声内镜从胃小弯侧扫查扩张左肝管

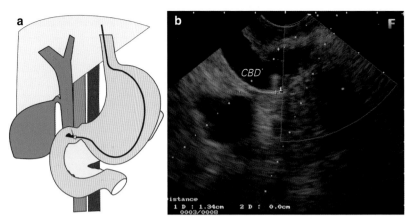

图 19.2 （**a**）图解经十二指肠球部穿刺胆总管；（**b**）超声内镜经十二指肠球部显示胆总管胰腺上段

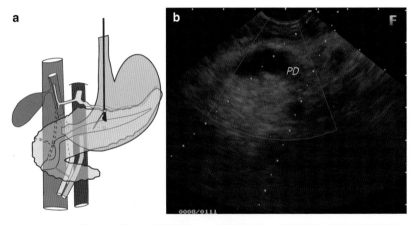

图 19.3 （**a**）图解经胃体部穿刺主胰管；（**b**）线性超声内镜经胃体后壁显示扩张主胰管

（2）在十二指肠球部顶端超声内镜可见到胆总管的横轴切面。胆总管位于十二指肠球部后壁邻近部位（图 19.2），此处穿刺道通常无血管。

超声内镜可在胃体后壁观察主胰管（图 19.3）。

19.4　技术

19.4.1　超声内镜引导下的胆管介入治疗

Wiersema 等 1996 年首次报道超声内镜引导下的胆管造影术。稍后，Sahai 等描述在猪身上行超声内镜引导下肝胃吻合术的可行性。Giovannini 等于 2001 年报道在人体进行胆管十二指肠吻合术。自此开始，大量的个案文献报道对这一技术的应用进行了描述。

超声内镜引导下进入胆管的两种途径：

- 经十二指肠球部进入胆总管，也称肝外途径，可行胆管十二指肠吻合；
- 经胃左肝管途径，也称肝内途径，可行肝胃吻合术。

19.4.1.1　肝外途径（超声内镜引导下的胆十二指肠吻合术）

（1）将超声内镜插入十二指肠球部顶端，使内镜呈长镜身成袢状态（图 19.2a）。

（2）在胰腺上缘找到肝外的胆总管（19.2b）。

（3）如同 EUS–FNA，使用 19G 穿刺针穿刺胆总管（图 19.4），也可用针状刀进行穿刺。

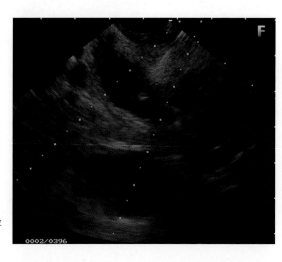

图 19.4　19G 穿刺针经十二指肠球部穿刺胆总管

图 19.5 导丝经 19G 穿刺针进入胆总管

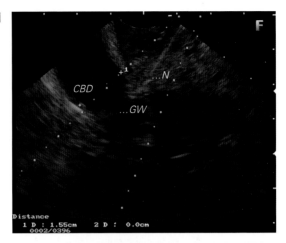

图 19.6 6Fr 囊肿切开刀扩张针道的内镜图片

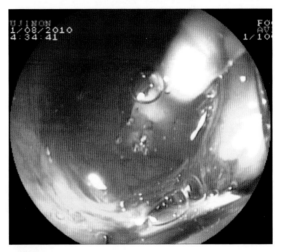

（4）穿刺成功后，拔出针芯，抽吸出胆汁以确认位置正确。经穿刺针插入 0.018"、0.032"、0.035" 导丝进入胆总管，并使之在胆总管内充分成袢。X 线透视下监测导丝的移动（图 19.5）。此时可注入造影剂以获得胆管图像，但应注意待导丝充分进入胆管内再行注射造影。

（5）保留导丝，拔出穿刺针；热透法或扩张球囊扩张针道，形成窦道；可选择 6 Fr 的囊肿切开刀和凝固电流（图 19.6），也可选择 4 mm 或 6 mm 胆道扩张球囊扩张针道。

（6）导管经窦道插入胆总管，注入造影剂获得胆管图像（图 19.7）。

图 **19.7**　胆管造影显示胆
总管低位狭窄

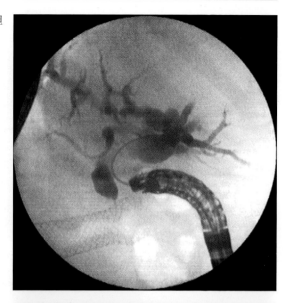

图 **19.8**　内镜图示自膨式
覆膜金属支架置放术

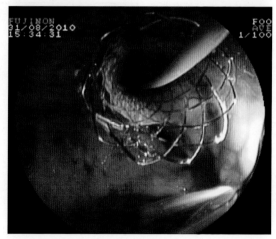

（7）经导丝窦道内置入支架（图 19.8、图 19.9）。

另外一种方式为：

（8）导管进入胆总管，操作导丝越过狭窄段伸出乳头外，用圈套器
抓取并拔出至镜身外，将内镜换为十二指肠镜，通过 ERCP 的
方式经导丝逆行置入支架。此即为 EUS–ERCP 会师技术。

（9）一旦导丝越过狭窄处，也可经窦道顺行置入支架，此即为顺行

图 19.9 胆总管 – 十二指肠吻合术后胆管气影

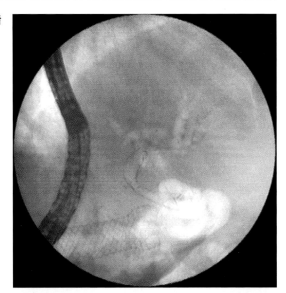

图 19.10 左肝管穿刺术后胆管显影

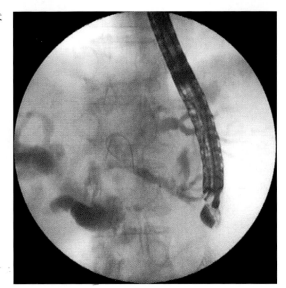

置入技术。

19.4.1.2 肝内途径（超声内镜引导下的肝胃吻合术）

技术与肝外途径相似，以下叙述不同之处。

（1）将超声内镜至于胃贲门远侧靠近胃体小弯（图 19.1、图 19.10）。

（2）胃壁的厚度以及需穿过肝实质的厚度将增加穿刺和扩张的难度。在穿刺过程中，内镜头端倾向偏离胃壁。使用大旋钮强力上抬以及抬钳器上抬是必要的。

（3）在此位置进行会师技术或顺行置入技术有相当的难度，原因在于导丝需横贯很长的路径才能进入胆管。

因此只有在经十二指肠球部途径不能完成手术时才考虑经肝内途径，比如 Billroth II 胃切除术后、Whipple's 术后等，或者胆管梗阻发生在肝门部。

19.4.2　超声内镜引导下的胰管介入治疗

1995 年有报道描述超声内镜引导下胰管造影术，接下来的报道确认了 ERCP 失败后可通过这种方法进行主胰管引流。应用线扫超声内镜在胃体后壁定位主胰管（图 19.3）。穿刺以及接下来的程序与胆道介入治疗类同。支架的置入可通过胃壁顺行置入，也可通过从乳头处抽离导丝置入（会师技术）。

19.5　效果

近 10 年来有许多关于超声内镜引导下胆管引流术的文献报道，但多为个案和个案系列报道，整体成功率为 90%。最大一宗个案系列报道为 23 例患者，成功率为 91%。最近有应用一步法置入全腹膜金属支架的报道，这种支架的长期通畅率是可接受的。目前尚无随机临床对照研究将这一技术与经皮胆管引流术进行比较。最近有报道描述应用该技术对已经置放了全腹膜金属胆道支架的患者进行进一步介入治疗。尚无随机临床对照研究证实这一方法的有效性。

超声内镜引导下胰管引流术的报道相对较少，Francois 等报道 4 例手术成功患者。最近有篇综述讨论了该技术的应用和效率。

19.6　并发症

超声内镜引导下胰胆管引流技术是一项新技术，有潜在的危险，

应由有丰富经验的胰胆内镜治疗专家进行操作。潜在的并发症包括:

(1) 胆管周围腹膜炎, 系手术过程迷失导丝、支架移位或支架旁胆汁瘘所致。

(2) 穿刺和针道扩张时可发生出血。

(3) 气腹症常有报道, 但一般无症状, 很少有相应的肠穿孔。

超声内镜引导下胰管引流术可导致出血、胰瘘以及胰源性腹水。

参考文献

[1] Fogel EL, Sherman S, Devereaux BM et al (2001) Therapeutic biliary endoscopy. Endoscopy 33(1):31–38. doi:10.1055/s-2001-11186.

[2] Joseph PK, Bizer LS, Sprayregen SS et al (1986) Percutaneous transhepatic biliary drainage. Results and complications in 81 patients. JAMA 255(20):2763–2767.

[3] Yee AC, Ho CS (1987) Complications of percutaneous biliary drainage: benign vs malignant diseases. AJR Am J Roentgenol 148(6):1207–1209.

[4] Cozzi G, Ostinelli C, Bellomi M et al (1989) Percutaneous transhepatic biliary drainage. Complications and their treatment. Radiol Med 77(4):399–404.

[5] Gu YK, Fan WJ, Wei HW et al (2008) Interventional management of severe complications after percutaneous transhepatic cholangic drainage and percutaneous implantation of biliary stents. Zhonghua Yi Xue Za Zhi 88(41):2916–2919.

[6] Weber A, Gaa J, Rosca B et al (2009) Complications of percutaneous transhepatic biliary drainage in patients with dilated and nondilated intrahepatic bile ducts. Eur J Radiol 72(3):412–417. doi:S0720-048X(08)00469-5 [pii] 10.1016/j.ejrad.2008.08.012.

[7] Wiersema MJ, Sandusky D, Carr R et al (1996) Endosonography-guided cholangiopancreatography. Gastrointest Endosc 43(2 Pt 1):102–106. doi:S0016510796000430 [pii].

[8] Sahai AV, Hoffman B, Hawes RH (1998) Endoscopic ultrasound guided hepatico-gastrostomy to palliate obstructive jaundice: preliminary results in pigs. Gastrointest Endosc 47:AB37 (Abstract).

[9] Giovannini M, Moutardier V, Pesenti C et al (2001) Endoscopic ultrasound-guided bilioduodenal anastomosis: a new technique for biliary drainage. Endoscopy 33(10):898–900. doi:10.1055/s-2001-17324.

[10] Burmester E, Niehaus J, Lieneweber T et al (2003) EUS-cholangiodrainage of the bile duct: report of 4 cases. Gastrointest Endosc 57:246–250.

[11] Kahaleh M, Hernandez AJ, Tokar J et al (2006) Interventional EUS-guided cholangiography: evaluation of a technique in evolution. Gastrointest Endosc 64(1):52–59. doi:S0016-5107(06)00225-2 [pii] 10.1016/j.gie.2006.01.063.

[12] Gress F, Ikenberry S, Sherman S et al (1996) Endoscopic ultrasound-directed pancreatography. Gastrointest Endosc 44(6):736–739. doi:S0016510796003501 [pii].

[13] Will U, Thieme A, Fueldner F et al (2007) Treatment of biliary obstruction in selected patients by endoscopic ultrasonography (EUS)-guided transluminal biliary drainage. Endoscopy 39(4):292–295. doi:10.1055/s-2007-966215.

[14] Ito K, Fujita N, Noda Y et al (2010) Endosonography-guided biliary drainage with one-step placement of a newly developed fully covered metal stent followed by duodenal stenting for pancreatic head cancer. Diagn Ther Endosc 2010:426534. doi:10.1155/2010/426534.

[15] Park do H, Koo JE, Oh J et al (2009) EUS-guided biliary drainage with one-step placement of a fully covered metal stent for malignant biliary obstruction: a prospective feasibility study.

Am J Gastroenterol 104(9):2168–2174. doi:ajg2009254 [pii] 10.1038/ajg.2009.254.

[16]Yamao K, Bhatia V, Mizuno N et al (2008) EUS-guided choledochoduodenostomy for pallia-tive biliary drainage in patients with malignant biliary obstruction: results of long-term follow-up. Endoscopy 40(4):340–342. doi:10.1055/s-2007-995485.

[17]Eum J, Park do H, Ryu CH et al (2010) EUS-guided biliary drainage with a fully covered metal stent as a novel route for natural orifice transluminal endoscopic biliary interventions: a pilot study (with videos). Gastrointest Endosc 72(6):1279–1284. doi:S0016-5107(10)01896-1 [pii] 10.1016/j.gie.2010.07.026.

[18]Francois E, Kahaleh M, Giovannini M et al (2002) EUS-guided pancreaticogastrostomy. Gastrointest Endosc 56(1):128–133. doi:S001651070200024X [pii].

[19]Varadarajulu S, Trevino JM (2009) Review of EUS-guided pancreatic duct drainage (with video). Gastrointest Endosc 69(2 Suppl):S200–S202. doi:S0016-5107(08)03070-8 [pii] 10.1016/j.gie.2008.12.032.

[20]Shami VM, Kahaleh M (2007) Endoscopic ultrasonography (EUS)-guided access and therapy of pancreatico-biliary disorders: EUS-guided cholangio and pancreatic drainage. Gastrointest Endosc Clin N Am 17(3):581–593. doi:S1052-5157(07)00069-4 [pii] 10.1016/j. giec.2007.05.015, vii-viii.

[21]Martins FP, Rossini LG, Ferrari AP (2010) Migration of a covered metallic stent following endoscopic ultrasound-guided hepaticogastrostomy: fatal complication. Endoscopy 42(Suppl 2):E126–E127. doi:10.1055/s-0029-1243911.

超声内镜引导下腹腔神经丛介入治疗

Rajkumar Wadhwa，Amol Bapaye

20.1 说明

胰腺癌以及慢性胰腺炎所致腹痛通常比较剧烈，且用常规止痛剂如非甾体抗炎药或阿片类制剂一般无效。控制此类患者疼痛常需用非药物手段比如腹腔神经干阻滞术或松解术（分别注射类固醇激素或无水乙醇）。这一处理方式除了控制疼痛，还可减少阿片类制剂和非甾体抗炎药带来副作用的风险。

20.2 解剖学

腹腔神经干传导来自胰腺的疼痛感觉，其位于横膈下部前方，环

R.Wadhwa（✉）
Department of Gastroenterology，Vikram Jyoth-Centre for Advanced GI
and Heptato-biliary Sciences，2909 Temple Road，V.V.Moholla，Mysore，Karnataka，India
e-mail：drrwadhwa@hotmail.com

A. Bapaye，M.D.（M.S.）
Department of Digestive Diseases and Endoscopy，
Deenanath Mangeshkar Hospital and Research Center，
Erandwane，Pune 411004，Maharashtra，India

K. Akahoshi，A. Bapaye（eds.），*Practical Handbook of Endoscopic Ultrasonography*，
DOI 10.1007/978-4-431-54014-4_20，© Springer 2012

绕腹腔动脉干的起始部位，由密集的神经节网络和联络纤维组成。腹腔神经丛位于 $T_{12} \sim L_2$，一般有 2～5 个。

20.3 技术

腹腔神经干松解术可通过外科手术，经皮途径或超声内镜引导来完成。1996 年 Wiersema 首次报道超声内镜引导下的腹腔神经干松解术。

20.3.1 患者准备要点

（1）术前输注 500～1000 mL 生理盐水水化患者。

（2）腹腔神经干阻滞术患者，所注射药物不是无水乙醇，应考虑使用广谱抗生素。

20.3.2 穿刺针的选择

任何商业化可靠的 22G 用于 EUS-FNA 的穿刺针均可用于该手术。一款特殊设计的20G喷射针，带有许多侧孔，易于注射物的扩散（EUS-20-CPN，Cook Endoscopy，Winston Salem，NC，USA）。

20.3.3 注射剂的选择

0.5% 丁哌卡因 10 mL 联合无水乙醇 10 mL 用于腹腔神经干松解术；0.5% 丁哌卡因 10 mL 联合类固醇激素曲安奈德 40～80 mg，或单用丁哌卡因用于腹腔神经干松解术。

20.3.4 具体方法

线扫超声胃镜定位于胃体小弯后侧壁处，辨识呈长轴平面的腹主动脉。朝肛侧追索腹主动脉，找到腹腔动脉干的起始部，位于横膈下方腹主动脉的第一个分支血管（图 20.1）。

超声内镜引导下腹腔神经干松解术可在腹腔干起始部盲注药物；也可辨识出腹腔神经干（79% ～86% 的患者可辨识）后再注射。腹腔神经干呈卵圆形弱回声结构，大小 2～20 mm。

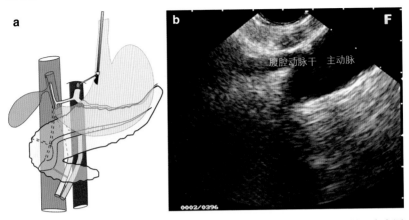

图 20.1 （a）图解腹腔神经干穿刺的内镜位置；（b）线性超声内镜显示低回声卵圆形腹腔神经干结构

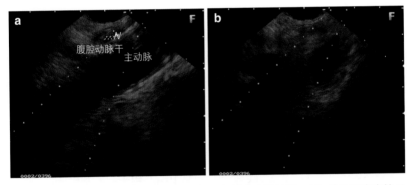

图 20.2 （a）线性超声内镜显示 22G 穿刺针穿刺腹腔神经干；（b）线性超声内镜显示腹腔神经干注射术后云雾状回声

经工作孔道插入 22G 穿刺针或神经阻滞专用针至腹腔神经干中央。用 3mL 注射剂充盈穿刺针，可采用一针中央注射法或两针双侧注射法将药物完全注入。注射之前回抽辨别是不经意地穿刺到血管里面。

一针中央注射法的优势在于其安全简便，整个过程腹腔干始终位于视野中（图 20.2a）。两针双侧注射法理论上注射更深入，且可能为腹腔神经干的实际位置，但有注入腹腔干和腹主动脉的高风险。

注射无水乙醇可出现短暂的回声"云雾"、一过性不适和轻微的血压下降（图 20.2b）。这被认为是腹腔神经干注射剂分散良好的指征。

20.4　并发症

　　超声内镜引导下腹腔神经干阻滞术或松解术是安全且耐受性良好的手术。小的并发症包括约 9% 的患者出现短暂性的疼痛加剧，约 1/3 患者出现自限性腹泻和直立位低血压。大的并发症包括不常出现的腹膜后出血以及胰周脓肿。截瘫发生在经皮后方进针方式中有所描述，但超声内镜引导下的穿刺技术未见报道。

20.5　效果

　　70% ~ 90% 癌性疼痛相关的患者行超声内镜引导下腹腔神经干松解术效果良好。如果不同步进行化疗，8 ~ 12 周后效果将逐渐下降；同步接受了化疗的患者，效果可维持至 24 周。腹腔神经干松解术主要用于顽固性疼痛患者，但接受治疗的早期即行腹腔神经干松解术有更好的效果。

　　慢性胰腺炎患者接受腹腔神经干阻滞术，其疼痛缓解效果较差，约 55%。持续获益超过 12 周和超过 24 周的患者分别为 26%、10%。老年患者（大于 45 岁）和未接受手术治疗的慢性胰腺炎患者可能获得疼痛缓解。

　　一项关于超声内镜引导下和 CT 引导下腹腔神经干松解术的前瞻性随机研究表明超声内镜引导方式在胰腺癌患者疼痛缓解率为 78%，明显优于 CT 引导方式。超声内镜引导方式有更少的并发症，且可提供肿瘤分期，获得组织学诊断等优点，因而成为更优的选择。

参考文献

[1]Singh VV, Toskes PP (2003) Medical therapy for chronic pancreatitis pain. Curr Gastroenterol Rep 5(2):110–116.
[2]Lebovits AH, Lefkowitz M (1989) Pain management of pancreatic carcinoma: a review. Pain 36(1):1–11. doi:0304-3959(89)90106-1 [pii].
[3]Plancarte R, Velazquez R, Patt RB (1993) Neurolytic blocks of the sympathetic axis. In:

Patt RB (ed.) Cancer pain. JB Lippincott, Philadelphia, pp 377–425.

[4] Ward EM, Rorie DK, Nauss LA et al (1979) The celiac ganglia in man: normal anatomic variations. Anesth Analg 58(6):461–465.

[5] Wiersema MJ, Wiersema LM (1996) Endosonography-guided celiac plexus neurolysis. Gastrointest Endosc 44(6):656–662. doi:S0016510796003653 [pii].

[6] Gress F, Schmitt C, Sherman S et al (2001) Endoscopic ultrasound-guided celiac plexus block for managing abdominal pain associated with chronic pancreatitis: a prospective single center experience. Am J Gastroenterol 96(2):409–416. doi:S0002-9270(00)02344-3 [pii] 10.1111/j.1572-0241.2001.03551.x.

[7] Levy MJ, Wiersema MJ (2003) EUS-guided celiac plexus neurolysis and celiac plexus block. Gastrointest Endosc 57(7):923–930. doi:10.1067/mge.2003.239 S0016510703003948 [pii].

[8] Gunaratnam NT, Wong GY, Wiersema MJ (2000) EUS-guided celiac plexus block for the management of pancreatic pain. Gastrointest Endosc 52(6 Suppl):S28–S34. doi:a110718 [pii].

[9] Gleeson FC, Levy MJ, Papachristou GI et al (2007) Frequency of visualization of presumed celiac ganglia by endoscopic ultrasound. Endoscopy 39(7):620–624. doi:10.1055/s-2007-966337.

[10] Levy M, Rajan E, Keeney G et al (2006) Neural ganglia visualized by endoscopic ultrasound. Am J Gastroenterol 101(8):1787–1791. doi:AJG685 [pii] 10.1111/j.1572-0241.2006.00685.x.

[11] Paquin S, Sahai AV (2007) EUS guided celiac plexus block and celiac plexus neurolysis. Tech Gastrointest Endosc 9:20.

[12] Hoffman BJ (2002) EUS-guided celiac plexus block/neurolysis. Gastrointest Endosc 56 (4 Suppl):S26–S28. doi:a127759 [pii].

[13] Adler DG, Jacobson BC, Davila RE et al (2005) ASGE guideline: complications of EUS. Gastrointest Endosc 61(1):8–12. doi:S0016510704023934 [pii].

[14] Ischia S, Ischia A, Polati E et al (1992) Three posterior percutaneous celiac plexus block techniques. A prospective, randomized study in 61 patients with pancreatic cancer pain. Anesthesiology 76(4):534–540.

[15] Gress F, Schmitt C, Sherman S et al (1999) A prospective randomized comparison of endoscopic ultrasound- and computed tomography-guided celiac plexus block for managing chronic pancreatitis pain. Am J Gastroenterol 94(4):900–905. doi:S0002927099000970 [pii] 10.1111/j.1572-0241.1999.01042.x.

[16] Gunaratnam NT, Sarma AV, Norton ID et al (2001) A prospective study of EUS-guided celiac plexus neurolysis for pancreatic cancer pain. Gastrointest Endosc 54(3):316–324. doi:S0016510701166393 [pii].

超声内镜引导下的肛直肠介入治疗   **21**

Amol Bapaye，Advay Aher

21.1　说明

　　超声内镜引导下的肛直肠介入术是介入性超声内镜新增加的适应证，包括直肠周围肿瘤的细针穿刺活检，以及直肠周围或盆腔液体积聚的引流。

> 超声内镜引导下肛门直肠介入手术类型
> （1）直肠旁或盆腔肿瘤超声内镜引导下细针穿刺抽吸术；
> （2）盆腔或直肠旁液体积聚超声内镜引导下抽吸或引流术。

A. Bapaye，M. D.（M. S.）（⊠）
Department of Digestive Diseases and Endoscopy，
Deenanath Mangeshkar Hospital and Research Center，
Erandwane，Pune 411004，Maharashtra，India
e-mail：amolbapaye@gmail.com

A. Aher，
Clinical Research Fellow，Department of Digestive Diseases and Endoscopy，
Deenanath Mangeshkar Hospital and Research Center，
Erandwane，Pune 411004，Maharashtra，India

K. Akahoshi，A. Bapaye（eds.），*Practical Handbook of Endoscopic Ultrasonography*，
DOI 10.1007/978-4-431-54014-4_11，© Springer 2012

21.2   直肠周围或盆腔肿瘤的超声内镜引导下细针穿刺活检

盆腔肿瘤可见于来源于直肠、前列腺、子宫颈的盆腔恶性病变病史的患者，或既往无相关病史的新发患者。单纯依赖影像学鉴别肿瘤和疤痕组织通常比较困难，这种情况内镜引导下细针穿刺活检可提供组织学依据。

21.2.1   适应证

直肠癌的 T 分期（图 11.7、图 11.8）
- ◆ 直肠癌腔外复发；
- ◆ 前列腺病变；
- ◆ 盆腔肿瘤包括宫颈癌复发、直肠阴道陷凹或直肠膀胱陷凹肿块；
- ◆ 肛周淋巴结。

21.2.2   技术

先用肛直肠超声内镜确认病变，细针穿刺活检的类同于胃肠道其他部位（图 21.1 ~ 图 21.3）。

21.2.3   盆腔肿瘤的超声内镜引导下细针穿刺活检的作用

盆腔肿块超声内镜引导下细针穿刺活检的敏感性和特异性分别为 88%

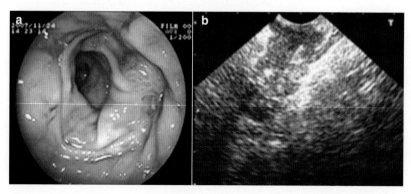

图 21.1 （a）内镜图片显示复发直肠癌；（b）线性超声内镜显示肿瘤腔外扩展

图 21.2　T4 期直肠癌（*CA RECTUM*）浸润直肠周围间隙

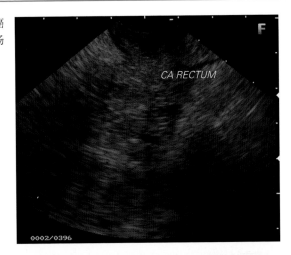

图 21.3　肛门外括约肌（*EXT.SPH*）两侧的直肠周围肿块性病变，细针穿刺结果为炎性病变提示源于肛门内括约肌脓肿

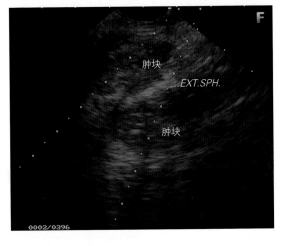

和 100%。经直肠超声引导下前列腺穿刺活检是泌尿外科业已建立的模式，该方法安全有效，患者无不适，死亡率非常低。感染是最严重的并发症，但少见。直肠癌的复发常发生在黏膜外，因而常规活检结果为阴性。超声内镜引导下细针穿刺活检在随访直肠癌患者中可明确是否有腔外复发。

21.3　盆腔液体积聚的超声内镜引导下抽吸引流

直肠阴道陷凹和直肠膀胱陷凹的液体积聚可能发生于盆腔或腹部手术的术后并发症。超声内镜可为这类液体积聚的患者提供最小的侵入引流方式，以免再次手术。

21.3.1　适应证

> ◆ 直肠阴道陷凹和直肠膀胱陷凹的液体积聚；
> ◆ 直肠周围的液体积聚或脓肿；
> ◆ 前列腺脓肿。

21.3.2　技术

盆腔液体积聚的超声内镜引导下抽吸引流技术类同于超声内镜引

图 21.4 线性超声内镜显示直肠前直肠阴道陷凹内的盆腔积液

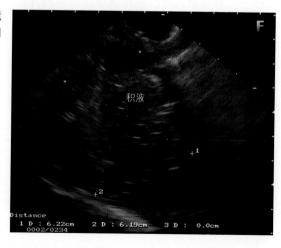

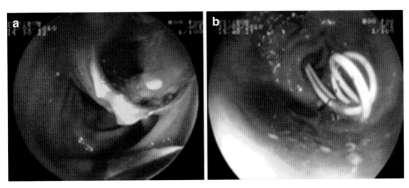

图 21.5 （a）内镜图片显示通道的球囊扩张；（b）内镜图片显示跨直肠多个双猪尾支架引流盆腔积液

导下胰腺假性囊肿引流术。

(1) 线扫超声内镜定位液体积聚的部位，测量壁厚（图 21.4）；

(2) 使用 19G 穿刺针，穿刺并收集液体或脓液送微生物学检查；

(3) 导丝通过穿刺针进入囊腔；

(4) 应用热透法或球囊法扩张针道，经导丝囊腔内置入一根或数根双猪尾支架（图 21.5）。

21.3.3 盆腔液体积聚的超声内镜引导下引流术的效果

成功的超声内镜引导下引流盆腔液体积聚已有数位学者报道。并发症少见且多可自限，很少需要进一步的外科干预。有一例结核性前列腺脓肿经超声内镜引导引流成功的报道。

参考文献

[1] Sailer M, Bussen D, Fein M et al (2002) Endoscopic ultrasound-guided transrectal biopsies of pelvic tumors. J Gastrointest Surg 6(3):342–346. doi:S1091255X01000129 [pii].

[2] Rodriguez LV, Terris MK (1998) Risks and complications of transrectal ultrasound guided prostate needle biopsy: a prospective study and review of the literature. J Urol 160(6 Pt 1): 2115–2120.

[3] Lohnert MS, Doniec JM, Henne-Bruns D (2000) Effectiveness of endoluminal sonography in the identification of occult local rectal cancer recurrences. Dis Colon Rectum 43(4):483–491.

[4] Hunerbein M, Schlag PM (1997) Three-dimensional endosonography for staging of rectal cancer. Ann Surg 225(4):432–438.

[5] Sailer M, Bussen D, Fuchs KH et al (2004) Endoscopic ultrasound-guided transrectal aspiration

of pelvic fluid collections. Surg Endosc 18(5):736–740. doi:10.1007/s00464-003-9206-6.

[6]Varadarajulu S, Drelichman ER (2007) EUS-guided drainage of pelvic abscess (with video). Gastrointest Endosc 66(2):372–376. doi:S0016-5107(07)00417-8 [pii]10.1016/j.gie.2007. 02.054.

[7]Varadarajulu S, Lee YT (2009) EUS 2008 Working Group document: evaluation of EUS-guided drainage of pelvic-fluid collections (with video). Gastrointest Endosc 69(2 Suppl):S32–S36. doi:S0016-5107(08)02884-8 [pii] 10.1016/j.gie.2008.11.005.

[8]Varadarajulu S, Drelichman ER (2009) Effectiveness of EUS in drainage of pelvic abscesses in 25 consecutive patients (with video). Gastrointest Endosc 70(6):1121–1127. doi:S0016-5107(09)02434-1 [pii] 10.1016/j.gie.2009.08.034.

[9]Puri R, Jain P, Sud R et al (2010) EUS-guided drainage of an isolated primary tubercular prostatic abscess. Gastrointest Endosc 71(2):425–428. doi:S0016-5107(09)02274-3 [pii] 10.1016/j. gie.2009.07.032.